ERGEBNISSE
DER CHIRURGIE
UND ORTHOPÄDIE

HERAUSGEGEBEN VON

ERWIN PAYR HERMANN KÜTTNER
LEIPZIG BRESLAU

SONDERABDRUCK AUS BAND X

ALBERT KOCHER

DIE LUXATIO CUBITI ANTERIOR

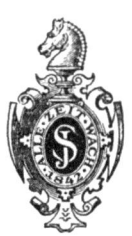

Springer-Verlag Berlin Heidelberg GmbH

1918

ISBN 978-3-662-37228-9   ISBN 978-3-662-37952-3 (eBook)
DOI 10.1007/978-3-662-37952-3

Ergebnisse der Chirurgie und Orthopädie.

Inhalt des VI. Bandes.

1913. III und 716 S. gr. 8°. 147 Textabbildungen. Preis M. 26.—; in Halbleder gebunden M. 28.50.

Über Blutleere der unteren Körperhälfte. Von Privatdozent Dr. G. Frhr. v. Saar. (Mit 9 Abb.)
Diabetes und Chirurgie. Von Dr. Hermann Kaposi.
Transfusion und Infusion. Von Privatdozent Dr. Lothar Dreyer. (Mit 10 Abb.)
Der Schenkelhalsbruch und die isolierten Brüche des Trochanter major und minor. Von Professor Dr. O. Roth. (Mit 14 Abb.)
Die Chirurgie der Nebenhöhlen der Nase. Von Dr. Walter Klestadt. (Mit 24 Abb.)
Die Geschwülste der Speicheldrüsen. Von Professor Dr. Hermann Heinecke. (Mit 45 Abb.)
Der neurogene Schiefhals. Von Dr. Albert Bauer. (Mit 14 Abb.)
Die tuberkulöse Peritonitis. Von Dr. Fritz Härtel. (Mit 1 Abb.)
Der Aszites und seine chirurgische Behandlung. Von Dr. Edmund Höpfner.
Die Ergebnisse der modernen Milzchirurgie. Von Dr. Friedrich Michelsson.
Die retrograde Inkarzeration (Hernie en W). Von Professor Dr. Walther Wendel. (Mit 11 Abb.)
Über den derzeitigen Stand einiger Nephritisfragen und der Nephritischirurgie. Von Dr. E. Ruge.
Die Adnexerkrankungen (Entzündungen und Eileiterschwangerschaft). Von Professor Dr. Walther Hannes. (Mit 7 Abb.)
Die Madelungsche Deformität des Handgelenkes. Von Dr. Eduard Melchior. (Mit 12 Abb.)
Autoren-, Sach- und Generalregister.

Inhalt des VII. Bandes.

1913. III und 858 S. gr. 8°. 335 Textabbildungen und 1 Tafel. Preis M. 32.—; in Halbleder gebunden M. 34.60.

Die Heliotherapie der Tuberkulose mit besonderer Berücksichtigung ihrer chirurgischen Formen. Von Dr. A. Rollier. (Mit 138 Abb.)
Die Röntgentherapie der chirurgischen Tuberkulose. Von Privatdozent Dr. B. Baisch. (Mit 23 Abb.)
Die septische Allgemeininfektion und ihre Behandlung. Von Privatdozent Dr. O. Bondy. (Mit 11 Abb. u. 1 Tafel.)
Die Behandlung der inoperablen Geschwülste. Von Dr. H. Simon.
Die Hirnpunktion. Von Professor Dr. G. Axhausen. (Mit 12 Abb.)
Die Hasenscharte. Von Dr. E. Tóthfalussy. (Mit 42 Abb.)
Die Ätiologie und pathologische Anatomie der Gallensteinkrankheit. Von Geheimrat Professor Dr. H. Riese. (Mit 11 Abb.)
Embolie und Thrombose der Mesenterialgefäße. Von Privatdozent Dr. A. Reich. (Mit 7 Abb.)
Die Hirschsprungsche Krankheit. Von Primarius Dr. F. Neugebauer.
Die Koliinfektion des Harnapparates und deren Therapie. Von Privatdozent Dr. C. Franke. (Mit 6 Abb.)
Die operative Behandlung der Lageanomalien des Hodens. Von Dr. K. Hanusa. (Mit 9 Abb.)
Der Kalkaneussporn. Von Dr. R. Sarrazin. (Mit 11 Abb.)
Die Skoliose. Von Professor Dr. F. Lange und Dr. F. Schede. (Mit 65 Abb.)
Autorenregister. Sachregister. Inhalt der Bände I—VII.

Inhalt des VIII. Bandes.

1914. IV u. 981 S. gr. 8°. 308 Textabbildungen. Preis M. 38.—; in Halbleder gebunden M. 40.60.

Die Hämangiome und ihre Behandlung. Von Dr. Erich Sonntag. (Mit 35 Abb.)
Die blutige Reposition (Osteosynthese) bei frischen subkutanen Knochenbrüchen. Von Geh. Rat Professor Dr. F. König. (Mit 37 Abb.)
Die freie autoplastische Faszientransplantation. Von Dr. Otto Kleinschmidt. (Mit 34 Abb.)
Chirurgie der Thymusdrüse. Von Dr. H. Klose. (Mit 52 Abb.)
Die Aktinomykose der Lunge und der Pleura. Von Professor Dr. F. Karewski. (Mit 17 Abb.)
Die gut- und bösartigen Neubildungen der Gallenblase und der Gallengänge unter besonderer Berücksichtigung eigener Erfahrungen. Von Geh.-Rat Professor Dr. Hans Kehr. (Mit 16 Abb.)
Die Bantische Krankheit und ihre nosologische Stellung unter den splenomegalischen Erkrankungen. Von Professor Dr. K. Ziegler. (Mit 5 Abb.)
Über Spermatocele. Von Dr. E. Ritter von Hofmann. (Mit 8 Abb.)
Die Verletzungen der Handwurzel. Von Dr. Maximilian Hirsch. (Mit 68 Abb.)
Umschriebene Binnenverletzungen des Kniegelenks. Von Dr. Hubert Goetjes. (Mit 16 Abb.)
Die schnellende Hüfte. Von Marineoberstabsarzt Dr. M. Zur Verth. (Mit 11 Abb.)
Das „Malum perforans pedis". Von Primararzt Dr. Max Hofmann. (Mit 9 Abb.)
Autorenregister und Sachregister.
Inhalt der Bände I—VIII.

Inhalt des IX. Bandes.

1916. IV u. 608 S. gr. 8°. 188 Textabbildungen. Preis M. 26.—; in Halbleder gebunden M. 28.80.

Das Melanom. Von Professor Dr. L. Burkhardt.
Die diagnostische Bedeutung der Augenveränderungen für die Gehirnchirurgie. Von Professor Dr. A. Birch-Hirschfeld. (Mit 29 Abb.)
Die Bedeutung der Bewegungsstörungen der Augen für die Lokalisierung zerebraler Krankheitsherde. Von Professor Dr. A. Bielschowsky. (Mit 15 Abb.)
Die Erkrankungen der Orbita. Von Oberarzt Dr. Franz Geis. (Mit 52 Abb.)
Die Pylorusausschaltung. Von Dr. Fr. H. von Tappeiner. (Mit 15 Abb.)
Das Karzinom und das Karzinoid der Appendix. Von Oberarzt Dr. W. V. Simon. (Mit 25 Abb.)
Die Schenkelhernie. Von Dr. Arthur W. Meyer (Mit 24 Abb.)
Die Nagelextension. Von Privatdozent Dr. Fr. Steinmann. (Mit 24 Abb.)
Autorenregister und Sachregister.
Inhalt der Bände I—IX.

Zu beziehen durch jede Buchhandlung.

Die Luxatio cubiti anterior.

Von

Albert Kocher-Bern.

Mit 15 Abbildungen.

Literatur.

1. Colson, Inaug.-Dissert. Paris 1835.
2. Leva, Ann. de la Soc. de méd. de Gand. 1842.
3. Richet, Ein Fall von Luxation des oberen Endes der Vorderarmknochen nach vorne, kompliziert mit Fraktur der Ulna. Arch. général. de méd. **4.** Dez. 1839 und Schmidts Jahrb. **26.** 1840. S. 71.
4. Guyot, Luxation de l'avant-bras en avant, sans fracture de l'olecranon. Rev. méd.-chirurg. **2.** S. 106. 1847.
5. Monnin de Mornant. Luxation de l'avant-bras en avant. Journ. de chir. **2.** S. 119. 1844.
6. Velpeau, Bull. Gen. de thérapeut. **35.** S. 128.
7. Prior, Lancet. Dec. 1844.
7. Vittlinger, J., Ein Fall von Luxation des Ellenbogens nach vorne ohne Bruch des Olekranons. Zeitschr. f. Wundärzte u. Geburtshelfer. **1.** 1847. S. 13.
9. Lavallé, Morel., Bullet. Soc. de chir. **9.** S. 110. 1858.
10. Ancelon, Union méd. **3.** S. 394. 1859.
11. Secrestan, Observation de luxation du coude en avant sans fracture de l'olécranon. Gaz. des hôpitaux de Paris 1860. S. 598.
12. Canton, Ed., Dublin méd. **2.** S. 24. 1861.
13. Zeller, Luxation beider Vorderarmknochen nach vorne ohne Bruch des Olekranons. Zeitschr. f. Wundärzte u. Geburtshelfer **3.** S. 182. 1863.
14. Langmore, New York med. Record. 1 mars 1867.
15. Maisonneuve, Luxation du coude en avant. Réflexions sur le mécanisme de cette luxation. Gaz. des hôpitaux de Paris. Nr. 37. 1867.
16. Date, Lancet. 1872. S. 597. 26. Okt.
17. Fergusson, Pract. Surgery. **3**, S. 241.
18. Germain, St., 4 cas de fracture compliquée à l'hôpital St. Antoine. Gaz. des hôpitaux de Paris 1873. Nr. 43.
19. Chapel, Dict. Jaccoud. **9.**
20. Marit, J., Luxation de l'avant-bras droit en avant avec fracture de l'épitrochlée. Rec. de mém. de méd. Decembre 1865. S. 127.
21. Fontoynont, Bull. de la soc. de chir. de Paris 1908. Février S. 19.
22. Chaput, Ibidem. Février 19. 1908.
23. Patel, Lyon chir. **4.** 1909. Avril.
24. Roux, J., Contribution à l'étude des luxations du coude en avant. Inaug.-Diss. Lyon 1909.

25. Nélaton, In Elements de la pathologie chir. Paris. 2. S. 386. 1847.
26. Streubel, C., Über die sämtlichen im Ellenbogengelenk vorkommenden Luxationen. Prag. Vierteljahresschr. 1. 2. 1850.
27. Boyer, Traité des maladies chirurgicales. 4. S. 227.
28. Malgaigne, Traité des fractures et des luxations. Paris 1855.
29. Hamilton, A treatise ou fractures and dislocations. London u. Philadelphia 1871.
30. Debruyn, Les luxations du coude. Loewen 1843.
31. Anger, Benjamin, Traité iconographique des maladies chirurgicales. Luxations et fractures. Paris 1886.
32. Hoffa, Lehrbuch der Frakturen und Luxationen. 4. Aufl. Fred. Encke, Stuttgart. 1904.
33. Helferich, Frakturen und Luxationen. Lehmanns mediz. Handatlanten. 8. 7. Aufl. 1906. S. 186.
34. Bergmann, Bruns, und Mikulicz Lehrbuch der praktischen Chirurgie. 4. S. 263. 1901.
35. Eisendraht, Keens Surgery 2. S. 409.
36. Hoenigschmid, Dr. Joh., Leichenexperimente über die Zerreißungen der Bänder im Ellenbogengelenk. D. Zeitschr. f. Chir. Bd. XII. 1880.

Einleitung.

In den Lehrbüchern der Chirurgie und meist auch in den speziellen Lehrbüchern über die Luxationen, ist der Luxatio cubiti anterior ein sehr geringer Platz eingeräumt. Kein Wunder, denn die Zahl der Fälle, welche von dieser Verletzung in der Literatur beschrieben sind, sind außerordentlich spärliche. Ihre Beschreibung ist meist auch eine kurze und sehr oft eine ungenaue. Nur in ganz wenigen Fällen sind anatomische Präparate vorhanden und genau beschrieben worden. Da nun ferner, mit Ausnahme von zwei Fällen, die Beobachtungen vor der Zeit der Röntgenphotographie gemacht wurden, so begreift man, daß über die Luxatio cubiti anterior bisher nur wenig Genaues ausgesagt werden konnte. Auf der chirurgischen Klinik in Bern wurde im Jahre 1914 ein Fall von Prof. Theodor Kocher beobachtet mit Fraktur des Olekranons und wir hatten in Vertretung des letzteren, im Frühjahr 1916 einen Fall von Luxatio cubiti ant. completa in Beobachtung. Wir haben seither in der Literatur sämtliche bisher publizierten Fälle aufgesucht und haben an Hand von zahlreichen Experimenten an der Leiche, die verschiedenen Arten der vorderen Ellenbogenverrenkungen, ihren Entstehungsmechanismus und ihre Repositionsmöglichkeit studiert und geben im folgenden eine klinische und anatomische Studie dieser seltenen Verletzung.

A. Eigene Fälle.
Krankengeschichten:

1. Fall. a) Anamnese: Mai 1916. Der 40jährige, kräftige, sonst ganz gesunde Postangestellte trug heute Morgen eine 25 Kilogramm schwere Kiste auf der rechten Schulter, eine Treppe hinauf. Der rechte, im Ellenbogen leicht flektierte Arm umfaßte und hielt die Kiste von außen, die linke Hand stützte die Kiste von der anderen Seite, indem der linke Arm über den Kopf erhoben war. Oben an der Treppe angelangt, stieß der Patient, da die Decke niedrig war, mit Gewalt mit dem Kistenrand gegen die Decke an, ohne dabei irgend einen Körperteil anzustoßen. Infolge der Wucht des Stoßes sank Patient in die Knie, konnte sich aber gleich wieder erheben, hierbei glitt jedoch die

Kiste nach hinten und außen von seiner Schulter hinunter. Der sehr kräftige Mann konnte jedoch den Fall der Kiste aufhalten, das heißt sie mit den Händen und besonders mit dem rechten Arm festhalten, daß sie nicht zu Boden fiel. Dabei wurde der rechte Arm im Ellbogen heftig extendiert und auswärts gedreht, wobei das ganze Gewicht der Kiste auf dem rechten Vorderarm ruhte. Die Kiste kam so sachte zu Boden, der Patient, der Schmerzen im rechten Arm hatte, bemerkte gleich, daß derselbe ausgerenkt sei und bat einen Kollegen, ihn einzuziehen. Diesem, sowie einem Arzte gelang die Reposition nicht und Patient kam einige Stunden nachher in die Klinik.

Klinische Beobachtung: Inspektion: Der Patient hält den im Ellenbogengelenk nahezu rechtwinklig gebeugten rechten Arm mit der linken Hand unterstützt. Der Vorderarm wird dabei vom Leibe abduziert, d. h. der Arm im Schultergelenk auswärts rotiert gehalten. Die Haltung entspricht

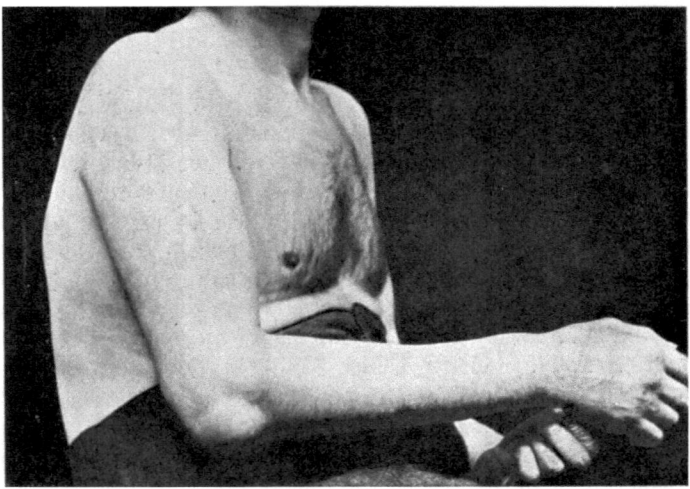

Abb. 1. Luxatio cubiti ant. completa int. von außen.

derjenigen, wie viele Patienten mit Luxatio humeri und cubiti ihren Vorderarm unterstützt halten. Beim Eintritt war zwar der Umfang des Ellenbogengelenkes vermehrt, doch war noch keine wesentliche Schwellung oder Suffusion vorhanden (Abb. 1). In der Folge stellte sich eine starke Schwellung der ganzen Ellenbogengegend ein, welche sowohl weit am Oberarm nach oben, als weit am Vorderarm nach unten reichte, ebenso ein ausgedehnter Bluterguß, welcher sich durch Suffusionen auf der ganzen Vorder- und Rückseite des Ellenbogens bis zum oberen Drittel des Oberarms und unteren Drittel des Vorderarmes erstreckte und auf der Innenseite und etwas nach vorn am stärksten war. Der Arm bot eine charakteristische Deformität dar, welche vor Eintritt der Schwellung am schönsten zutage trat und in der Abb. 1 und 2 wiedergegeben ist. Bei gebeugtem Ellenbogen ist der Oberarm verkürzt, der Vorderarm verlängert, leicht abduziert und proniert. Das untere Ende des Oberarmes bietet eine charakteristische Deformität dar (Abb. 1 und 2), die Achse des Oberarmes

Die Luxatio cubiti anterior.

resp. sein hinterer Umfang geht am untersten Ende leicht nach vorne. Der Oberarm bietet statt des normalen Vorsprungs des Olekranons an seinem unteren Ende bei rechtwinklig gebeugtem Ellenbogen, eine nach unten sehende Rundung, welche namentlich noch deshalb deutlicher hervortritt, weil sie auch nach vorne sich fortsetzt und durch eine scharfe Furche gegen den Vorderarm sich abgrenzt. Die Ellenbogengelenkgegend ist in ihrem anteroposterioren Durchmesser bedeutend verdickt. Bei gestrecktem Arm ist der Arm verkürzt, die Einsenkung hinten unterhalb des Humerus sehr deutlich, die Schwellung vorne oberhalb der Gelenklinie sehr stark. Der Vorderarm zeigt eine starke Abduktionsstellung gegenüber dem Oberarm.

Funktionsprüfung: Aktiv kann Patient im Ellenbogen ganz frei pro- und supinieren, eher etwas ausgiebiger als auf der gesunden Seite, ebenso

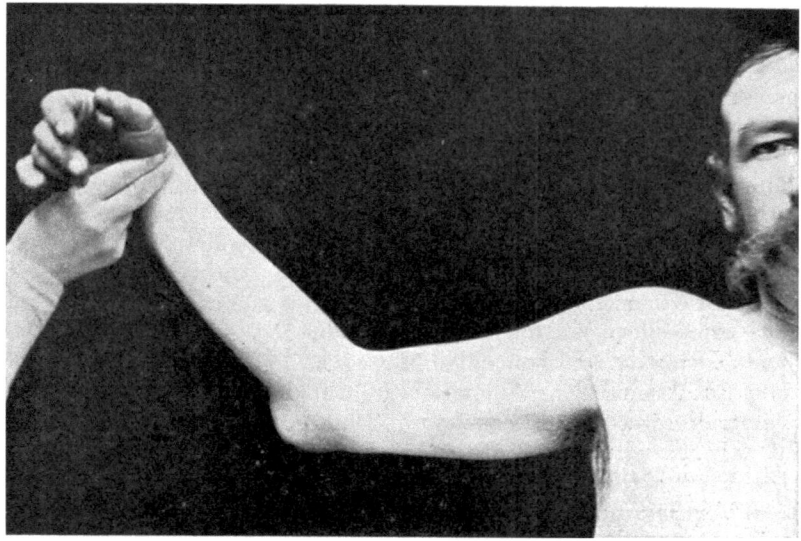

Abb. 2. Luxatio cubiti ant. completa int. von innen.

kann passiv frei rotiert werden. Aktiv kann Patient mit Kraft und gegen Widerstand den Arm im Ellenbogen beugen, aber nur bis zu einem Winkel von 60°. Passiv kann der Vorderarm bis etwa 35° gebeugt werden, dann stößt er auf einen festen Widerstand. Aktiv kann der Vorderarm bis zur Geraden gestreckt werden, passiv kann er sogar etwas überstreckt werden, dabei treten aber starke Schmerzen auf. Patient streckt den Arm auch mit einiger Kraft gegen einen Widerstand. Stoß in der Achse des Vorderarmes ist nicht schmerzhaft. Passiv ist bei gestrecktem Vorderarm eine seitliche Beweglichkeit im Ellenbogengelenk vorhanden. Sie ist viel stärker im Sinne der Abduktion, aber auch im Sinne der Adduktion sehr deutlich. Die Bewegungen der Hand und Finger werden normal ausgeführt. An der Endphalange des kleinen Fingers hat Patient Ameisenkriechen, die Berührungsempfindung ist hier deutlich herabgesetzt.

Palpation: An der Stelle des nach unten sehenden abgerundeten Endes

des Oberarmes fühlt man unter einer weichen Schwellung das freie untere Ende des Humerus, das Olekranon fehlt an seiner normalen Stelle und ist weder in Beugung noch in Streckung von hinten fühlbar. Man fühlt von außen nach innen den normalen Condylus ext. humeri und darunter die Rotula, dann die Trochlea, welche man hinten und vorne frei umfassen kann, nach innen steht namentlich stark die scharfe innere Kante der Trochlea vor. Oberhalb dieses Innenrandes der Trochlea fühlt man den inneren Rand des unteren Humerusendes schräg nach oben ansteigend und ohne Vorsprung in die innere Humeruskante übergehen. Der Epicondylus internus humeri ist also nicht palpabel, dagegen fühlt man keine scharfe Knochenkante, der innere Humerusrand ist eher etwas abgerundet fühlbar. Die weitere Palpation in rechtwinkliger Beugung des Vorderarmes ergibt, daß die Vorderarmknochen vorne am unteren Ende des Humerus herauf gerutscht sind. In der Streckstellung des Vorderarmes fühlt man auf der Vorder-Innenseite des Humerus, die nach vorne sehende Spitze des Olekranons, darunter fühlt man bei tieferem Eindrücken die Fossa sigmoidea major ulnae und darunter den auch nach vorne schauenden Proc. coronoides ulnae, der innere Umfang der Ulna kann nicht frei palpiert werden, sondern man fühlt hier einen etwas unregelmäßigen aber nicht scharfen Knochenvorsprung, der eine zwar geringe eigene Verschieblichkeit zeigt. Auf der Außenseite fühlt man in normaler Beziehung zur Ulna das Radiusköpfchen auch auf der Vorderseite des Humerus, es kann dasselbe jedoch nicht so gut gefühlt werden, wie am normalen Ellenbogen. Bei der Prüfung der aktiven Bewegungen gegen einen Widerstand fühlt man bei der Beugung vorne außen die oberflächlicher als normal erscheinende, straff gespannte runde Bicepssehne und am Processus coronoideus und oberhalb davon, die Fossa sigmoidea major ulnae bedeckend, den sich anspannenden Musculus brachialis internus. Bei der Streckung des Armes gegen Widerstand fühlt man oben am Olekranon den sich kontrahierenden Musculus triceps, dessen Sehne wulstig über den inneren Humerusrand nach hinten verlaufend, gefühlt werden kann.

Die Röntgenbilder Abb. 3 und 4 von vorne und von der Seite zeigen, daß beide Vorderarmknochen auf der Vorderfläche des Humerus nach oben verschoben sind. Das Radiusköpfchen steht in der Streckstellung des Vorderarmes (Röntgenbild von vorne) $1^1/_2$ cm überhalb der Gelenklinie, das obere Ende des Olekranons $4^1/_2$ cm über der Gelenklinie. Das Radiusköpfchen steht bei gestrecktem Vorderarm vor dem oberen Ende der Rotula und vor dem oberen äußeren Teil der Trochlea, zum Teil vor dem äußeren unteren Abschnitt der Fossa coronoidea humeri. Das Olekranon liegt oberhalb des inneren Teils der Trochlea vor dem äußeren Umfang der Fossa coronoidea humeri und vor dem Condylus internus humeri, seine innere Kante überragt den inneren Humerusrand etwas, an diesem sieht man oberhalb der Trochlea den inneren Rand des Humerus ziemlich gerade emporsteigen, der Epicondylus fehlt an normaler Stelle. Das Bild von vorne zeigt denselben etwas außerhalb seiner normalen Stelle projiziert, während die Seitenaufnahme denselben als haselnußgroßes Knochenstück innen und vorne am Processus coronoideus ulnae zeigt, wo er auch durch die Palpation gefühlt werden konnte.

Diagnose: Es handelt sich also um eine Luxatio cubiti anterior completa, bei früherer Fraktur des Epicondylus internus humeri und bleibender Dislokation des Epicondylus nach unten außen. Die Anamnese ergab, daß der

Patient vor 26 Jahren im Alter von 14 Jahren auf den rechten Ellenbogen gefallen war und daß ihm damals im Spital gesagt worden war, er habe sich

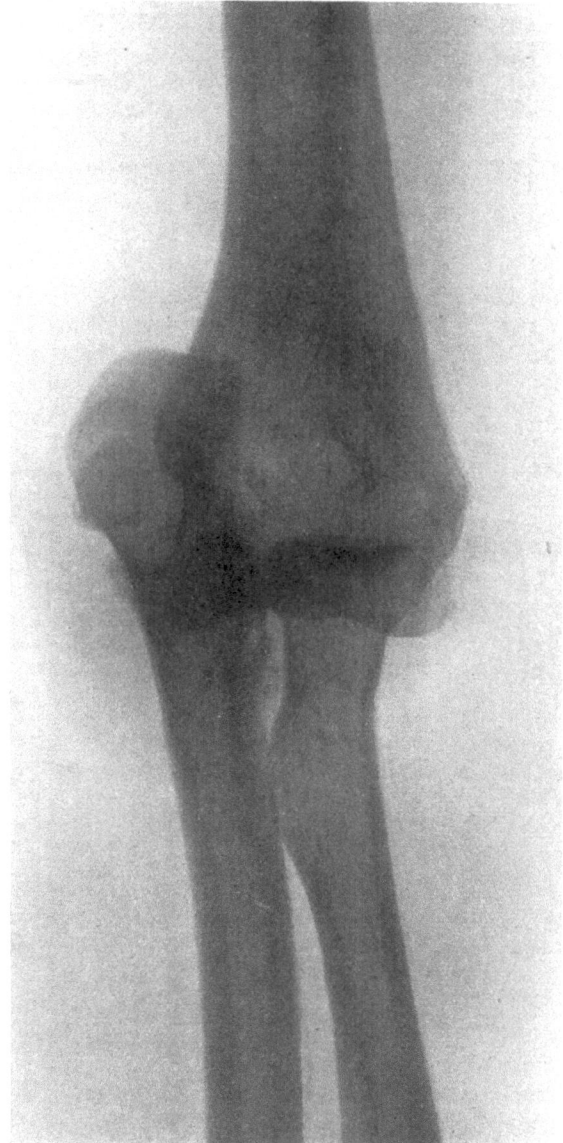

Abb. 3. Luxatio cubiti ant. completa int. Roentgenaufnahme von vorne.

ein Knochenstück abgesprengt. Er wurde mit Massage behandelt, nach ungefähr 6 Wochen konnte er den Arm wie vorher gebrauchen, nur konnte er ihn nicht ganz beugen. Der abgesprengte und dislozierte Epicondylus internus ist, wie die Untersuchung ergab und die Röntgenphotographien beweisen, mit der

Ulna nach vorne oben verschoben worden, beim Zustandekommen der Luxatio anterior. Die Untersuchung ergab, neben den für die vordere Luxation charakteristischen Befunden, daß der Triceps, wenn überhaupt, nur partiell abgerissen

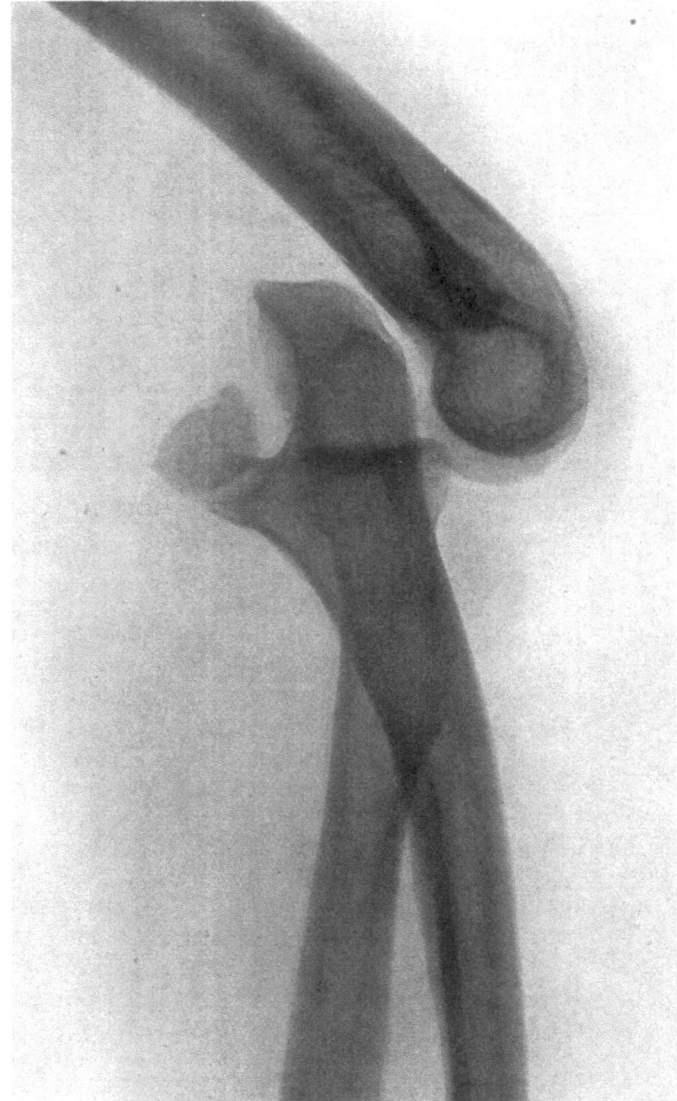

Abb. 4. Luxatio cubiti ant. int. completa. Roentgenaufnahme von der Seite.

war, denn der Patient konnte den Arm mit Kraft gegen Widerstand strecken, wobei man ganz deutlich an der Olekranonspitze vorne vor dem Humerus die Kontraktion der Tricepssehne spürte und dieselbe über den inneren Humerusrand nach hinten verfolgen konnte. Ebensowenig war der Musc. brachialis internus ganz zerrissen, denn der Patient konnte den Vorderarm gegen Widerstand beugen, wobei man die Kontraktion des Musc. brachialis int. am Processus coronoides ulnae deutlich fühlen konnte.

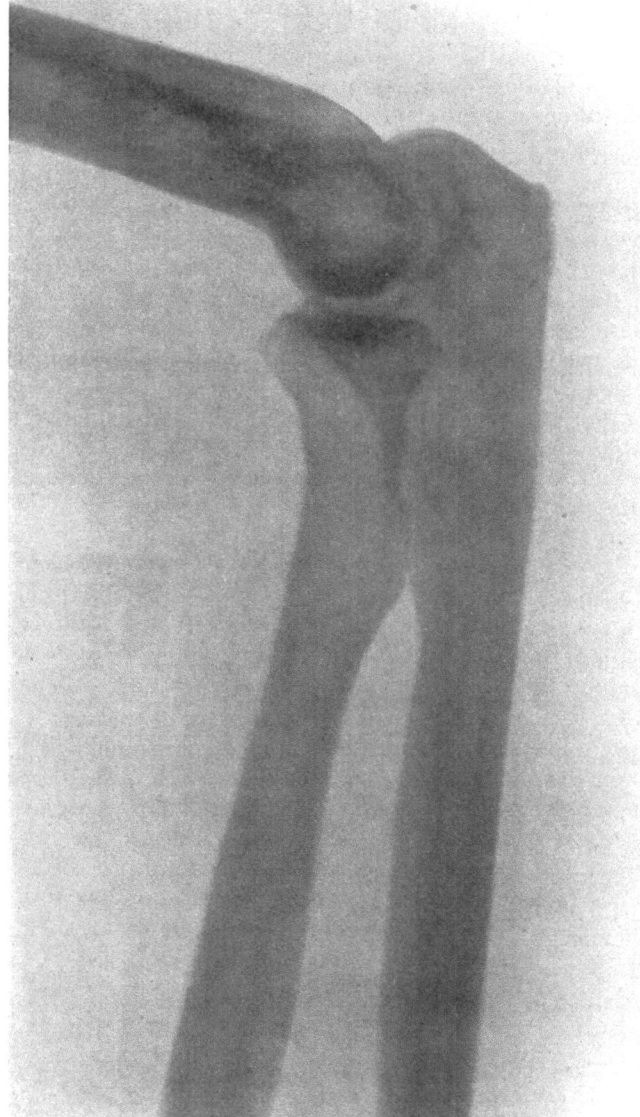

Abb. 5. Fall 1 Roentgenaufnahme nach der Reposition.

Entstehungsart: Angesichts der genauen Angaben des Patienten, den Hergang des Unfalls betreffend, und angesichts des Umstandes, daß die Tricepssehne nicht abgerissen war, müssen wir annehmen, daß die Dislokation des Olekranons resp. des oberen Ulnaendes um die Innenseite der Trochlea resp. des unteren Humerusendes herum nach vorne oben erfolgt ist. Wie im experimentellen Teil ausgeführt werden wird, ist eine totale Verschiebung des Olekranons unten um die Trochlea herum bis oberhalb derselben vorne am Humerus herauf, nicht möglich, ohne vollständiges Abreißen der Tricepssehne. Auch die forcierte Abduktion und Auswärtsrotation im Momente des Unfalls stehen einer solchen Annahme nicht nur nicht im Wege, sondern sie erklären die Dislokation des Olekranons auf die Innenseite. Als besonders begünstigendes Moment für die weitere Dislokation der Ulna resp. des Olekranons nach vorne oben ist der frühere Abbruch des Epicondylus internus humeri zu nennen. Einen weiteren Beweis für diese Entstehungsart der Luxatio cubiti ant. completa sehen wir in der Art und Weise, in welcher die Reposition der Luxation gemacht werden konnte.

Reposition: Es wurde zunächst unter Lokalanästhesie die Reposition so versucht, daß bei möglich stark flektiertem Vorderarm unter Festhalten des Oberarmes durch einen Assistenten, am oberen Vorderarmende nach abwärts und hinten gezogen wurde. Die Reposition konnte so nicht gemacht werden, der Musculus triceps bildete das Hindernis, weswegen das Olekranon nur wenig abwärts gezogen werden konnte. Es wurde nun in allgemeiner Narkose dasselbe versucht, es konnte aber das Olekranon nicht über die Trochlea nach unten gebracht werden. Angesichts der angenommenen Entstehungsweise der Luxation wurde nun versucht, unter Hinzufügen eines Zuges am oberen Vorderarmende nach innen, das Olekranon nach unten innen zu bringen. Ohne große Schwierigkeit konnte dasselbe über die innere Seite des Humerus nach unten neben die Trochlea gebracht werden und von hier durch direkten Druck nach außen und hinten an seine Stelle reponiert werden. Für den Radius bestand keine Schwierigkeit der Reposition, er folgte der Ulna ohne weiteres, auch der dislozierte Epicondylus int. humeri machte für die Reposition kein Hindernis. Abb. 5.

Verlauf: Leichte Fixation des Armes für ein paar Tage. Patient beginnt am 5. Tage mit leichten aktiven Bewegungen und kann bei der Entlassung nach 14 Tagen seinen Arm ziemlich gut gebrauchen. Die Streckung konnte nicht bis zur Geraden gemacht werden, die Beugung nur wenig über den rechten Winkel. Es wurde dem Patienten die operative Entfernung des abgesprengten und dislozierten Epicondylus int., welche das Hindernis für die Beugung abgab, vorgeschlagen. Patientin ging jedoch nicht darauf ein, da ihn die beschränkte Beugung, die er seit dem Unfall im 14. Lebensjahr hatte, nicht hindere.

2. Fall. Juni 1914. Anamnese: Der 21jährige Knecht fiel von der Heubühne zwei Stockwerke 7 m hoch hinunter auf die linke Körperseite. Der Fall ging durch eine Öffnung in der unteren Bühne durch, hier schlug Patient den Ellenbogen hinten auf die Kante der Öffnung heftig auf. Patient wurde sofort auf die Klinik gebracht. Es fand sich eine Fraktur des Os ilii links und eine Luxatio cubiti anterior mit Fraktur des Olekranons.

Klinische Beobachtung: Inspektion: Der Ellenbogen zeigt ziemlich starke Schwellung und Suffusion. Der Vorderarm ist in leichter Beugestellung 120⁰. Die Hand in mittlerer Rotationsstellung. Der anteroposteriore Durchmesser des Ellenbogens ist stark vermehrt. Der Ellenbogen zeigt keine charakteristische Form, er ist stark geschwollen. Bei gestrecktem Vorderarm erscheint der ganze Arm verkürzt. Die Achse des Vorderarmes ist etwas nach außen abgewichen, die normale Abduktion des Vorderarmes fehlt.

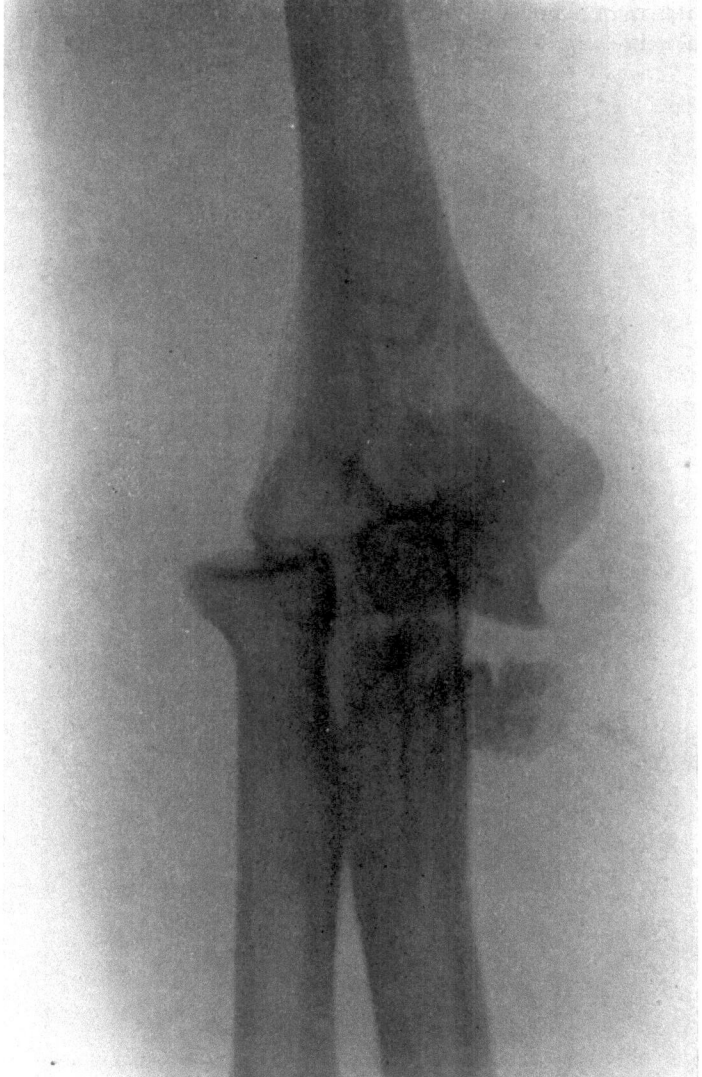

Abb. 6. Luxatio cubiti anterior mit Fraktur des Olekranons.
Roentgenaufnahme von vorne.

Funktion: Patient kann seinen Arm aktiv durchaus nicht strecken. Die Beugung wird gemacht, aber der Schmerzen halber nur in geringer Ausdehnung, desgleichen die Rotation. Passiv sind alle Bewegungen frei, können aber der Schmerzen halber nur in Narkose ganz ausgeführt werden. Jetzt ist eine Überstreckung im Ellenbogen möglich. Die Rotation ist in Narkose eher vermehrt. Es ist in Streckstellung exquisite seitliche Beweglichkeit vorhanden.

Palpation: Sie ergibt das Olekranon an normaler Stelle in normaler Lage zu den normalen Kondylen und Epikondylen des Humerus, nach unten fühlt man eine scharfe nach hinten vorstehende Kante, unterhalb derselben

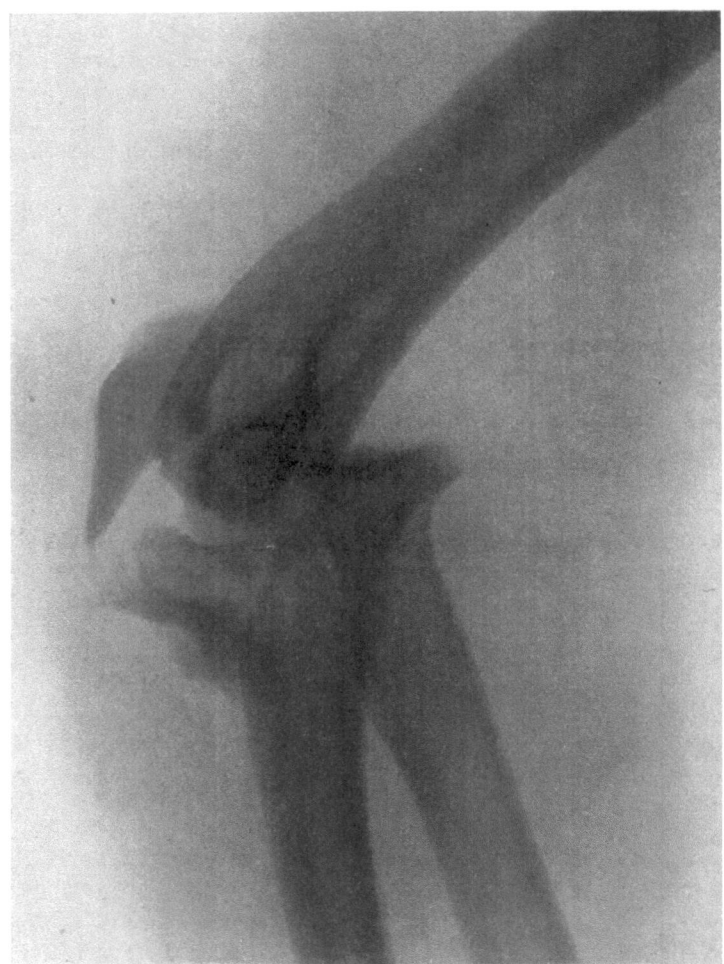

Abb. 7. Luxatio cubiti ant. mit Fraktur des Olekranons.
Roentgenaufnahme von der Seite.

kann man tief eindrücken. Vorne am Ellenbogen fühlt man auf der Außenseite stark vorspringend das Radiusköpfchen, in dessen Stelle man den Finger einlegen kann, es bewegt sich bei der Rotation mit. Nach innen davon fühlt man die Ulna resp. den Processus coronoideus. Bei den Bewegungen fühlt man Krepitation. Stoß in der Achse des gebeugten Vorderarmes ist schmerzhaft. Die Röntgenbilder der Abb. 6 und 7 zeigen eine Splitterfraktur des Olekranons und eine Luxation beider Vorderarmknochen nach vorne und etwas nach außen.

Reposition: In Narkose wegen der Schmerzhaftigkeit. In Beugestellung des Vorderarmes und unter Gegenzug am Oberarm wird ein Zug am oberen Vorderarmende nach unten und hinten gemacht unter direktem Druck auf das Radiusköpfchen. Die Reposition ist offenbar infolge der Splitterfraktur nicht leicht.

Fixation im Gipsverband.

B. Die bisherigen Publikationen über Luxatio cubiti anterior.

Nach Benjamin Anger hat schon Hippokrates die Luxatio cubiti anterior beschrieben. Paracelsus, Galen und Ambroise Paré haben das Vorkommen der Luxatio cubiti anterior angenommen. Eine Beobachtung einer solchen wurde aber erst im Jahre 1818 gemacht. Der von Evers im Jahre 1787 als vordere Luxation beschriebene Fall, der mit ausgedehnter Weichteilzerreißung einherging, war der Beschreibung nach eine Luxatio posterior. Es ist deshalb angesichts der fehlenden Beobachtungen von vorderen Luxationen nicht erstaunlich, wenn Bérard, Boyer, Cassis, A. Cooper, Petit und Sanson das Vorkommen derselben leugneten.

Der 1. in der Literatur beschriebene Fall wurde von Colson Vater beobachtet 1818 und von seinem Sohne in seiner Inauguraldissertation Paris 1835 beschrieben. Es handelte sich um eine Luxatio cubiti anterior incompleta. Jedoch ist die Beschreibung des Falles sowie des nächsten recht unvollständig.

Der 3. Fall (wenn derjenige von Hippokrates als 1. gezählt wird) ist der von Leva beschriebene in den Annales de la soc. méd. de Gand 1842, auch hier handelte es sich, so viel er.ichtlich, um eine Luxatio cubiti anterior incompleta.

Viel genauer beschrieben ist der 4. Fall von Richet, welcher als 3. chronologisch aufzuzählen ist, publiziert 1839 im 4. Band der Archives de médecine, Dez. 1839. Der 18jährige Patient fiel von einem 14 m hohen Gerüst. Der Ellenbogen stark geschwollen, Vorderarm wenig flektiert, supiniert, Olekranon an normaler Stelle, aber beweglich. Radiusköpfchen vorne fühlbar, geht bei der Rotation mit. Die Reposition gelang sehr leicht durch Extension am Vorderarm und Kontraextension am Oberarm, dann brüske Beugung und Stoß nach hinten. Hingegen stellte sich nach Reposition die Luxation stets wieder ein, bis der Arm in Gips fixiert wurde. Der Fall kam zur Autopsie, da er anderen Verletzungen erlag.

Präparat: Musculus brachialis internus und Muskeln vom Epicondylus internus zerrissen. Lig. lat. int. abgerissen, Lig. lat. ext. intakt verläuft direkt nach vorne. Schrägfraktur des Olekranons. Kapsel fast vollständig zirkulär zerrissen. Vorderarmknochen stehen $1^{1}/_{2}$ cm höher als die Gelenklinie. Lig. annulare intakt. Also eine komplizierte Luxatio cubiti anterior completa mit Fraktur des Olekranons.

Der 5. Fall ist der von Guyot: Revue médico-chirurg. Bd. 2, S. 106, 1842 mit unbekannter Ätiologie. Patient 14jährig. Vorderarm in gestreckter Stellung beweglich, wie nur an der Haut hängend. Vorne unterhalb der Gelenklinie zwei rundliche Vorsprünge, Radiusköpfchen und Processus coronoides, darüber eine Einsenkung. Vorderarm verlängert, Reposition durch Zug am oberen Ende des Vorderarmes nach unten und Stoß nach hinten, sehr leicht, nachher alle Bewegungen frei: Luxatio cubiti anterior incompleta.

Der **6. Fall** ist der von Monnin de Mornant, Journal de chirurgie, Bd. 2. S. 119. 6jähriges Kind. Hier war der Vorderarm verkürzt. Das Gelenk bedeutend geschwollen, hinten eine deutliche Einsenkung. Vorne oberhalb des Gelenks ein harter Vorsprung, das obere Ende der Vorderarmknochen. Demnach handelte es sich in diesem Falle wahrscheinlich um eine Luxatio cubiti anterior completa.

Der **7. Fall**, 23jährige Frau, ist der von Velpeau beschriebene, Bulletin de thérapeutique, Bd. 35, S. 128, abgebildet bei Anger, Taf. 48. Der Vorsprung des Olekranons fehlte, an dessen Stelle eine abgerundete Fläche, welche sich seitlich in die Kondylen des Humerus fortsetzte. Das Radiusköpfchen vorne am Humerus in der Fossa coronoidea zu fühlen, die Ulna dicht daneben, aber nach außen vom Radius. Eine sichere Diagnose ist aus der Beschreibung nicht zu machen. Sehr wahrscheinlich ist eine Luxatio cubiti anterior completa, aber mit vollständiger Einwärtsrotation des Vorderarmes. Dafür spricht namentlich auch die Reposition. Sie gelang durch Extension am oberen Ende des gebeugten Vorderarmes und Kontraextension am Oberarm und unter direktem Druck auf die Knochen des Vorderarmes, welche so nach und nach um den Condylus externus humeri herum reponiert wurden.

Der **8. Fall** ist dem 7. etwas analog, von Nelaton beschrieben. Es handelt sich um eine veraltete Luxation. Der Mann hatte sich vor 20 Jahren die Luxation zugezogen. Hinten unten ist als abgerundeter Vorsprung das normale untere Humerusende zu fühlen. Das obere Ende der Ulna ist nach oben und außen am Humerus gelegen, die Fossa sigmoidea major ulnae umfaßt den äußeren Rand resp. die Kante des Humerus, das Radiusköpfchen ist nach oben und innen davon fühlbar. Also Luxatio cubiti anterior externa mit kompletter Rotation der Vorderarmknochen im Sinne der Pronation.

Der **9. Fall** ist nicht sicher zu beurteilen, da er nur bei Debruyn zitiert gefunden wird. Es ist ein von Monteggia als Luxatio cubiti anterior, aber ungenügend beschriebener Fall.

Der **10. Fall**, 34jähriger Mann, ist von Prior als Luxatio cubiti anterior beschrieben. Lancet, Dez. 1844. Es handelte sich um einen komplizierten Fall, bei dem das untere Humerusende frei nach hinten durch eine Hautwunde herausragte. Es fanden sich ganz ausgedehnte Zerreißungen fast sämtlicher Weichteile, auch der Musculus triceps war zerrissen.

Der **11. Fall** ist derjenige von S. Wittlinger. Zeitschr. f. Wundärzte u. Geburtshelfer. Bd. 1. 1848, S. 13. 19jähriger Mann, Fall auf die ausgestreckte Hand. Vorderarm fast gestreckt. Die Gelenkflächen der Vorderarmknochen lagen auf der vorderen Fläche des Humerus. Das Olekranon fehlte. Die Trochlea ragte hinten vor, die Vorderarmknochen standen vor derselben. Lig. annulare war intakt. Der Vorderarm zeigte exquisite Beweglichkeit in allen Richtungen, dabei war Krepitation fühlbar. Die Reposition konnte so gemacht werden, daß die Vorderarmknochen nach außen und unten, um den Condylus externus humeri herum reponiert wurden. Nach der Reposition trat allmählich die Funktion fast vollständig wieder ein, nur konnte der Arm nicht ganz gestreckt werden. Am Condylus internus humeri und am Olekranon blieb eine Verdickung zurück. Aus dieser Beschreibung, ebensowenig, wie aus den theoretischen Erörterungen des Autors kann gesagt werden, ob die Luxation durch eine Fraktur kompliziert war. Es erscheint dies wahrscheinlich.

Der **12. Fall** ist von Morel Lavallé beschrieben. Bullet. Soc. de chir. 1858, Bd. 9, S. 110. Eine Luxatio cubiti anterior mit Fraktur des Olekranons und des Processus coronoides ulnae.

Der **13. Fall** ist auch wieder sehr ungenau beschrieben, um so mehr es sich um ein Kind von 8 Jahren handelt, bei welchem sämtliche Gelenke etwas abnorm beweglich waren und stark überstreckbar. Ferner waren auch Verkrümmungen der Knochen vorhanden, so daß diese Luxatio cubiti anterior, wie auch der Autor sagt, eigentlich zu den pathologischen gehört. Ancelon. Union mèdicale 1859. Bd. 3. S. 394.

14. Fall. Secrestan. Gaz. des hópitaux 1860. S. 598. 8jähriges Kind. Vorderarm in starker Flexion. Starke Schwellung des Ellenbogens, Vorderarm verlängert, um die Länge des Olekranons, Verkürzung des Oberarmes, Einsenkung hinten in der Gelenklinie, Schwellung vorne, welche durch die Vorderarmknochen gebildet wird, Musc. triceps und brachialis int. abgehoben. Olekranon in der Ellenbeuge fühlbar. Der Beschreibung nach würde es sich eher um eine Luxatio cubiti anterior incompleta, als um eine completa gehandelt haben. Es ist dies jedoch nicht mit Sicherheit zu sagen.

15. Fall. Canton zitiert bei Hamilton, Dublin médic. 1861, Bd. 2, S. 24. Fall auf die ausgestreckte Hand und nachherige forcierte Flexion, der Arm lag verdreht unter dem Körper. Wegen Infektion und Zeichen von Gangrän mußte der Arm amputiert werden. Präparat: Das Olekranon steht vor der Rotula, der Radius nach außen davon in normaler Beziehung zur Ulna, in Supinationsstellung, Lig. annulare intakt, sonst alle Bänder und die Kapsel total zerrissen. Luxatio cubiti anterior externa completa.

16. Fall. Zeller. Zeitschr. f. Wundärzte und Geburtshelfer 1863, S. 182. 39jähriger Mann. Fall rücklings auf den stark gebogenen Ellenbogen. Verf. sah den Patienten sofort nach dem Unfall. Arm in Beugung von 130°. An der Stelle des Olekranons eine tiefe Einsenkung, an dieser Stelle fühlte man die Trochlea. An dem vorderen Teil des Gelenkes fühlte man das Radiusköpfchen. Die Beugung konnte noch vermehrt werden. Streckung verursachte starke Schmerzen. Rotation war frei. Reposition durch Stoß am Oberarm nach vorne, am Vorderarm nach unten hinten. Reposition leicht. Nach 8 Tagen war Patient funktionsfähig. Aus der Beschreibung läßt sich nicht ersehen, ob es eine Luxatio cubiti anterior completa oder incompleta war, das letztere ist jedoch wahrscheinlicher.

17. Fall. Langmore. New York Med. Record 1867. 1. März. Fall auf den Ellenbogen. Reposition durch Beugung über das in die Ellenbeuge gebrachte Knie und Druck auf die Ulna, zitiert bei Hamilton.

18. Fall. Maisonneuve. Gaz. des hópitaux 1867 Nr. 37. 47jährige Patientin. Fall auf die Innenseite des Ellenbogens. Luxatio cubiti anterior completa mit kompletter Drehung der Vorderarmknochen im Sinne der Pronation. Das untere Ende des Humerus sprang an der hinteren Fläche des Ellenbogens vor, unter der gespannten Haut und war in seinen Teilen deutlich durchzufühlen. Der Musculus triceps war leicht gespannt nach außen und vorne vom Humerus disloziert, vor dem Condylus externus humeri. Das vollkommen intakte Olekranon stand vor der Trochlea, die Fossa sigmoidea major umgriff die Trochlea von vorne. Die Rückfläche des Olekranons sah direkt nach vorne. Radiusköpfchen nicht zu fühlen. Passive Beugung und Streckung ziemlich leicht. Vorderarm stand in leichter Beugung und forcierter Pronation, konnte aber ziemlich leicht supiniert werden. Reposition gelang nur durch Zug am Vorderarm gerade nach außen, wodurch die Luxation in eine hintere verwandelt wurde und, wie diese, reponiert werden konnte. Die Luxation stellte sich am zweiten Tage durch unvorsichtige Bewegung wieder ein, wurde wieder reponiert und heilte trotz teilweiser Gangrän der Haut und der Weichteile gut. Verf. konnte durch Experimente nachweisen, daß es sich um eine durch forcierte Pronation zu einer Luxatio anterior gewordene Luxatio externa gehandelt hat.

Fall 19 und 20 sind zwei bei Hamilton zitierte, aber nicht weiter beschriebene Fälle von Guerre und Denucé.

21. Fall. Date. Lancet. 1872. 26. Okt. S. 597. 14jähriger Knabe. Fall auf die ausgestreckte Hand. Ellenbogen stark verdickt und deformiert. Arm in rechtwinkliger Beugung. Bewegungen alle sehr schmerzhaft. Radiusköpfchen stark vorstehend fühlbar nach außen und unten vom Condylus externus humeri. Das Olekranon war weiter unten, als normal, die Olekranonspitze stemmte gegen die Trochlea an. Reposition in Narkose. Man glaubt sich jetzt zu überzeugen, daß der Epicondylus internus abgebrochen ist. Luxatio cubiti anterior incompleta mit Fraktur des Epicondylus internus.

22. Fall. Fergusson. Practical Surgery. 3. Ausgabe. S. 241. Zitiert bei Date, dem seinen ganz analog, also Luxatio cubiti anterior incompleta.

23. Fall. St. Germain. Gaz. des hópitaux 1873. Nr. 43. Ein 50jähriger Kutscher erlitt durch einen Pferdehufschlag eine komplizierte Luxation des Ellenbogens nach vorne mit Fraktur des Olekranons. Reposition gelang leicht, stellte sich aber wieder ein und mußte 4 Wochen fixiert werden. Das Olekranon war danach mit Pseudarthrose geheilt. Die Bewegungen des Ellenbogens normal.

24. Fall. Chapel. Dict. Jaccoud. Bd. 9. Zitiert bei Roux. Sehr kurze Beschreibung. Radiusköpfchen stark nach vorne vorspringend, daneben nach innen das Olekranon und der Processus coronoides, die Vorderarmknochen sind 2 cm vor dem Humerus nach oben und außen verschoben. Epicondylus humeri hinter der Ulna gelegen. Demnach wahrscheinlich Luxatio cubiti anterior externa completa wie Fall 15.

25. Fall. J. Marit. Schmidts Jahrb. Bad. 125. S. 84. Fall auf die Kante einer Treppenstufe. Sofort nachher Unmöglichkeit den Ellenbogen zu bewegen. Starke Schwellung und Rötung der Haut. Arm in rechtwinkliger Beugung. Die leisesten Bewegungen sind sehr schmerzhaft. Der rechte Vorderarm verlängert. Oberarm hinten abgeplattet, unten und innen abgerundet. Spitze des Olekranons stand tiefer und weiter nach vorn, als normal. Man fühlte hinten die leere Fossa olecrani des Humerus. Das Radiusköpfchen stand weiter unten, als normal. Pro- und Supination möglich. In der Ellenbeuge sprang die gespannte Bicepssehne vor. Nach innen von der Bicepssehne fühlte man den Processus coronoideus. Vorne an demselben fühlte man ein kleines bewegliches Knochenstück. Der Epicondylus internus humeri war nicht fühlbar, etwas unterhalb fühlte man eine Krepitation. Also **Luxatio cubiti anterior incompleta mit Fraktur des Epicondylus internus humeri.** Reposition leicht durch Druck am Oberarm nach vorne, am Vorderarm nach unten hinten. Nach 40 Tagen gute Herstellung der Funktion. Verf. gibt an, daß sich in der Literatur kein ähnlicher Fall auffinden ließ.

26. Fall. Fontoynont. Bullet. Soc. de chir. de Paris. 19. Bd. 2. 1908. 4jähriges Kind war auf einem Abhang mit dem Körper auf den verdrehten Vorderarm gefallen. Sehr starke Schwellung vom oberen Drittel des Oberarmes bis zum unteren Drittel des Vorderarmes. Der Oberarm erschien verkürzt um 1 cm. Der Epicondylus internus humeri war gut fühlbar; aber viel weiter hinten als normal, der Condylus humeri dagegen nicht zu fühlen. Vorne fühlte man den Processus coronoideus und darüber die Spitze des Olekranons etwas undeutlicher. Auf der Innenseite desselben? und etwas unterhalb fühlte man einen Vorsprung, das Radiusköpfchen. Aktive Bewegungen null. Passive Bewegungen ziemlich frei, Pro- und Supination ganz frei: Flexion nicht bis zur Normalen möglich. Extension bis zur Überstreckung möglich. Auf der Röntgenphotographie, welche der Publikation nicht beigegeben ist, sah man eine Luxatio cubiti anterior completa. Beide Vorderarmknochen stehen ganz vor dem unteren Humerusende, ziemlich weit nach oben. Der Humerus ist um 90° gedreht, seine äußere Kante steht gerade nach vorn. Über das Verhalten des Epicondylus auf dem Röntgenbilde, ist leider nichts angegeben, Verf. sagt nur, daß offenbar infolge der Drehung des Humerus der Condylus externus nicht fühlbar war! Reposition in Narkose leicht. Immobilisation während 1 Woche, dann Massage.

27. Fall. Chaput. Bull. de la Soc. de chir. de Paris 19. 2. 1908. Verfasser referiert über einen Fall von Luxatio cubiti anterior mit Schrägfraktur des Olekranons.

28. Fall. Patel-Roux. Lyon chirurgical IV. 1909 und Thèse de Lyon 1909 Nr. 121. Luxatio cubiti anterior incompleta mit Fraktur des Epicondylus internus humeri. 58jähriger Mann will auf den Tram aufspringen, verfehlt den Tritt und bleibt mit der Hand an der Haltstange hängen. Man will ihn am Vorderarm heraufziehen, Patient verspürt einen heftigen Schmerz, läßt die Hand los und fällt zur Erde. Verfasser sah den Patienten sofort nach dem Unfall. Man sah eine starke Vorwölbung vorne am Ellbogengelenk. Hinten fehlte das Olekranon. Nur der Condylus externus humeri schien an normaler Stelle, der Epicondylus internus konnte nicht gefühlt werden. Keine Nervenstörungen. Der Arm stellte sich sofort in starke Flexionsstellung. Das Röntgenbild zeigte eine Luxatio cubiti anterior, die Spitze des Olekranons war auf dem unteren Ende der Trochlea, der Radius war in normaler Beziehung zur Ulna, beide Knochen nach innen verschoben. Eine Fraktur des Epicondylus internus, welcher stark nach innen verschoben war. Die Reposition wurde einige Stunden nach dem Unfall in Narkose gemacht.: Forcierte Flexion des Vorderarmes, Stoß am Vorderarm nach hinten. 14 Tage Immobilisation, nach einem Monat fast vollständige Herstellung der Funktion.

Zu dieser Publikation ist zunächst zu bemerken, daß namentlich die Reproduktion des Röntgenbildes vor der Reposition von vorne so schlecht ist, daß eine Orientierung nicht möglich ist, auch ist die Erklärung für die Röntgenbilder verwechselt worden. Man sieht allerdings auf dem zweiten Bilde (dies ist aber das Bild nach der Reposition) die Fraktur des Epicondylus internus sehr gut.

29. Fall. Als solcher ist anzuführen der Fall, der in den Froriepschen chirurgischen Kupfertafeln, Tab. 461, Fig. 3 abgebildet ist, es handelte sich um eine Luxatio cubiti anterior incompleta.

30. Fall. Als solcher ist aufzuführen das Präparat in der Dupuytrenschen Sammlung in Paris. Es handelt sich um eine Luxatio cubiti anterior mit Fraktur des Olekranons.

Besprechung der publizierten Fälle und der danach zu unterscheidenden Arten der Luxatio cubiti anterior.

In den Lehrbüchern, speziell den neueren, ist der Luxatio cubiti anterior ein sehr geringer Platz eingeräumt, offenbar namentlich deshalb, weil in neuerer Zeit sozusagen keine Fälle bekannt geworden sind. Die Beschreibungen stützen sich denn auch meist nicht auf klinische Beobachtungen, sondern auf Experimente und zwar wesentlich auf diejenigen von Streubel aus dem Jahre 1850. Seine Experimente, sowie die anderer Autoren, sollen mit unseren Experimenten in einem besonderen Abschnitt unten besprochen werden. Schon von den ersten Lehrbüchern an (Malgaigne, Traité des fractures et luxations, Paris 1855) werden die vorderen Luxationen des Ellenbogens eingeteilt in **komplette und inkomplette**. Nur Anger gibt noch eine Einteilung, je nach vorhandener Seitwärtsverschiebung oder nicht, er unterscheidet die Luxatio cubiti anterior direkt nach vorne, die Luxatio cubiti anterior externa und die Luxatio cubiti anterior interna, für die letztere kann er nur Experimente anführen, für die zweite den veralteten Fall von Nelaton, unser Fall 8. In der Mehrzahl der Lehrbücher wird angegeben daß die unvollständige vordere Luxation des Ellenbogens die häufigere ist. In fast allen Lehrbüchern sind auch die Fälle von Luxatio anterior mit Fraktur des Olekranons bei den vorderen Luxationen beschrieben, über deren Häufigkeit sind die Autoren verschiedener Meinung. Während die Mehrzahl der Autoren die Luxatio cubiti anterior mit Fraktur des Olekranons als die noch am ehesten vorkommende Form, der sehr seltenen Luxatio cubiti anterior bezeichnen, sagt Wilms: mit Fraktur des Olekranons sollen die vorderen Luxationen des Ellenbogens selten sein.

Von unserer Statistik, welche mit unseren zwei Fällen 32 Fälle umfaßt, sind 6 für die Einteilung nicht zu gebrauchen, da ihre Beschreibung zu ungenau ist oder uns nicht zugänglich gemacht werden konnte. 7 Fälle betreffen inkomplette vordere Luxationen, 5 Fälle komplette. In 3 weiteren Fällen ist aus der Beschreibung nicht mit Sicherheit ersichtlich, ob es sich um eine vollständige oder unvollständige Luxation gehandelt hat. In 6 weiteren Fällen war zugleich eine Fraktur des Olekranons vorhanden. 3 weitere Fälle sind sogenannte Rotationsluxationen, welche von der Mehrzahl der Bearbeiter der Ellenbogenverrenkungen als eine besondere Form von Luxation beschrieben werden. Ein Fall ist als pathologische Luxation anzusehen, da auch die andern Gelenke bei dem Kinde anormal waren und Verbiegungen der Knochen vorlagen. Ein Fall war nicht nur mit einer äußeren Wunde kompliziert, aus der das untere Humerusende hervorragte, sondern auch dadurch, daß die Kapsel und Bänder in toto zerrissen waren, ebenso der Musculus triceps und ein Teil der vorderen Muskulatur. Delpech und Desault behaupten, daß überhaupt bei jeder Luxatio cubiti anterior eine so ausgedehnte Weichteilzerreißung vorhanden sei, daß nicht von einer eigentlichen Luxation gesprochen werden könne, da der Vorderarm keine bestimmte gegebene Stellung annehme, sondern sehr verschiedene Stellungen einnehmen könne. Diese Behauptung kann nur für die Fälle, wie Fall 6 und 10 gelten, da in den anderen Fällen keine so ausgedehnten Zerreißungen vorhanden sind und namentlich der Musculus triceps nicht zerrissen ist und der Vorderarm in allen übrigen Fällen eine ganz bestimmte charakteristische Stellung einnahm. Unter Ausschaltung der pathologischen Luxation und der unsicheren Fälle, können wir also sagen, daß in der Literatur bis jetzt, mit unseren zwei Fällen, 25 sichere Fälle von Luxatio cubiti anterior beschrieben worden sind. Eisendraht gibt in Keens Surgery, Philadelphia 1907, Bd. 2. S. 409 an, es seien bis damals 25 Fälle von Luxatio cubiti anterior publiziert worden. Wir haben nach 1907 3 Fälle finden können plus unsere 2. Eisendraht hat offenbar die unsicheren Fälle auch mitgezählt, leider sind die Fälle überhaupt nicht aufgeführt. Roux hat 1909 12 Fälle in der Literatur gefunden, kommt aber zu dem Schlusse, daß davon nur 4 als eigentliche Luxatio cubiti anterior zu bezeichnen sind, zu denen er seinen Fall von Luxatio cubiti anterior incompleta beifügt; allerdings rechnet Roux die Fälle mit Fraktur des Olekranons nicht dazu. In unserer Statistik sind diejenigen Fälle von Roux inbegriffen, welche zu einer der verschiedenen Formen von vorderer Ellbogenverrenkung sicher zugezählt werden können.

Von den 25 sicheren Fällen sind 1.: 6 mit Fraktur des Olekranons, diesen können wir einen 7. hinzufügen aus dem Jahre 1914. Wir halten jedoch nicht dafür, daß diese Verletzung so sehr selten vorkommt, sondern glauben eher, daß die Fälle nicht alle publiziert werden. Das mag einerseits auch damit zusammenhängen, daß die Fälle sehr leicht zu reponieren sind.

2. 8 von den 25 sicheren Fällen von vorderer Luxation, sind sichere unvollständige Verrenkungen, d. h. Fälle, bei denen das Olekranon unten an der Trochlea steht und das Radiusköpfchen in normaler Beziehung zur Ulna außen neben dieser steht. Von diesen 8 Fällen sind 3 mit Abrißfraktur des Epicondylus internus kombiniert, bei einem 4. ist eine solche Fraktur wahrscheinlich.

3. 4 Fälle von den 25 sicheren Fällen von Luxatio anterior sind sichere vollständige Verrenkungen, d. h. Fälle, bei denen das Olekranon ganz auf die Vorderseite des Humerus getreten ist, oberhalb der Trochlea steht und das Radiusköpfchen in normaler Beziehung zur Ulna nach außen davon auch vorne am unteren Humerusende steht. Zu diesen ist als 5. Fall unser oben genau beschriebener Fall zuzurechnen. Bei einem dieser Fälle der Literatur Nr. 11 ist es wahrscheinlich, daß er mit Fraktur kombiniert war, indem eine Krepitation vorhanden war und später eine Verdickung am Olekranon und Condylus internus humeri vorhanden war. Der Fall 15 ist, da der Arm amputiert werden mußte, anatomisch sicher festgestellt. Es handelte sich um eine Luxatio cubiti anterior externa, indem das Olekranon mit seiner Rückfläche vor der Rotula stand und das Radiusköpfchen in Supinationsstellung nach außen davon stark vorspringend. Fall 24 ist diesem ganz analog: auch Luxatio cubiti anterior externa, nur daß das Olekranon etwas höher stand, als im Fall 15. Der 4. Fall ist der Fall 26, bei einem 4jährigen Kinde, der durch Röntgenphotographie festgestellt wurde, hingegen ist eine genauere anatomische Diagnose aus der Beschreibung (der Röntgen ist nicht beigegeben) nicht zu machen. Auffällig ist jedenfalls, daß angegeben ist, das Radiusköpfchen sei auf der Innenseite der Ulna gestanden, dann müßte eine Rotation bestanden haben, was aber mit der sonstigen Beschreibung nicht stimmt. Zweifelsohne handelte

es sich um einen Fall mit ganz ausgedehnten Weichteilzerreißungen, wofür schon die leichte Reponibilität spricht. Zu diesen Fällen kommt als 5. sicherer Fall einer vollständigen Luxatio cubiti anterior unser oben genau beschriebener Fall, der durch die Röntgenbilder ganz genau diagnostizierbar ist. Er ist demnach, als bisher niemals beschriebene, besondere Art der Luxatio cubiti anterior completa dieser zuzuteilen, nämlich als Luxatio cubiti anterior interna completa.

4. Von den 25 Fällen unserer Statistik sind ferner 3 Fälle, bei denen es sich sicher um eine Luxatio anterior cubiti handelte, deren Beschreibung aber eine Zuteilung zu einer der verschiedenen Arten derselben nicht zuläßt; hier ist zunächst einer, Fall 6, bei einem 6jährigen Kind, der wohl zweifelsohne wie Fall 26, der Luxatio cubiti anterior completa zuzuteilen ist, einhergehend mit ausgedehnter Weichteilzerreißung. 2. Fall 14 bei einem 8jährigen Kind, dessen Beschreibung eher für eine Luxatio cubiti anterior incompleta spricht, als für eine completa und Fall 16, 39jähriger Mann, dessen Beschreibung viel eher mit einer unvollständigen Luxation übereinstimmt als mit einer vollständigen.

5. 3 Fälle endlich von den 25 sicheren vorderen Ellenbogenluxationen müssen wir als Luxationes cubiti anteriores rotatoriae bezeichnen. Zunächst der Fall 8 von Nélaton, der bei Anger als Luxatio cubiti anterior externa beschrieben ist und zwar mit vollem Recht, da es sich nicht um eine vollständige Verschiebung beider Vorderarmknochen auf das vordere untere Humerusende handelte, sondern die Fossa sigmoidea major ulnae den äußeren Humerusrand umgriff und nur das Radiusköpfchen nach innen von der Ulna, vorne an der Rotula stand. Der 2. Fall von Velpeau ist aus der Beschreibung nicht mit Sicherheit als Luxatio rotatoria zu erkennen, gleicht aber doch dem 3. Falle (Fall 18 von Maisonneuve), der sicher als Luxatio cubiti anterior rotatoria beschrieben ist. Hier finden wir auch ganz ausnahmsweise für die Beschreibungen eine genaue Angabe über das Verhalten des Triceps. Dieses, sowie die Art der Reposition und die diesbezüglichen Experimente des Autors lassen mit Sicherheit annehmen, daß die Luxation durch forcierte Pronationsbewegung um den Condylus externus humeri herum zustande gekommen ist. Die Beschreibung des veralteten Falles von Nélaton läßt ebenfalls mit Sicherheit annehmen, daß derselbe durch Pronationsbewegung um den Condylus externus humeri zustande kam und endlich gibt auch Anger von dem Falle Velpeaus an, daß bei der Reposition unter Zug am oberen Vorderarmende und Gegenzug am unteren Humerusende, die Reposition so gemacht wurde, daß Ulna und Radius um den Condylus externus resp. die Rotula herum durch direkten Druck reponiert wurden. Die Umdrehungsluxationen werden in der Mehrzahl der Lehrbücher bei den seitlichen Luxationen des Ellenbogens kurz erwähnt, nirgends sind bestimmte Fälle beschrieben. Die Annahme, daß es sich dabei zuerst stets um hintere Luxationen handele, welche sekundär in seitliche und dann durch Drehung in Umdrehungsluxationen verwandelt werden, stützt sich wesentlich auf Experimente an Leichen. Die Beschreibung der publizierten Fälle gibt punkto Ätiologie nicht genügende Auskunft. Sei dem, wie ihm wolle, so haben wir die Fälle mit kompletter Umdrehung, bei denen die Fossa sigmoidea major ulnae das untere Humerusende von vorne umfaßt

und das Radiusköpfchen auf der Innenseite daneben steht, als eine **Abart der vorderen Luxationen des Ellenbogens** zu bezeichnen.

Nach diesem Überblick über die publizierten Fälle von Luxatio cubiti anterior unter Einschluß unserer zwei Fälle, können wir diese Verrenkung in folgende **verschiedene Arten** einteilen:

1. **Luxatio cubiti anterior inferior oder incompleta**, die häufigste Form der Luxatio anterior, 10 Fälle (zwei nicht ganz sichere) von 25 Fällen.

2. **Luxatio cubiti anterior superior oder completa**.

a) Mit ausgedehnten Kapsel-, Bänder- und Weichteilzerreißungen (Triceps) meist ohne Fraktur, oft mit äußerer Wunde kompliziert, meist bei kleinen Kindern, 3 Fälle von 25 (2 wahrscheinlich).

b) **Luxatio cubiti anterior (superior) completa externa**, Luxation um den Condylus externus (Rotula) herum, ohne Zerreißung des Triceps. 2 Fälle von 25.

c) **Luxatio cubiti anterior (superior) completa interna**, mit Fraktur des Epicondylus internus humeri, um die Trochlea herum, ohne Zerreißung des Triceps. 1 Fall von 25 (unser Fall).

d) **Luxatio cubiti anterior, rotatoria** bisher nur als externa beobachtet um den Condylus externus humeri (Rotula) herum, mit vollständiger Pronationsdrehung (180°) der Vorderarmknochen, ohne Zerreißung des Musculus triceps (2 Fälle von 25).

3. **Luxatio cubiti anterior mit Fraktur des Olekranons**. 7 Fälle von 25 (einer wahrscheinlich).

Ätiologie der Luxatio cubiti anterior.
A. Klinische Ätiologie.

Nur in ungefähr zwei Dritteln aller Fälle sind Angaben über das Zustandekommen der vorderen Luxation gegeben, meist sind diese Angaben sehr ungenau. Am häufigsten finden wir für die Fälle der Luxatio cubiti anterior incompleta (8 von 10 Fällen) eine Bemerkung über die Art des Unfalles. Sechsmal ist hier ausdrücklich angegeben, daß die Verrenkung durch Fall auf den Ellenbogen zustande gekommen ist und zwar ganz besonders auf die Spitze des gebeugten Ellenbogens und dreimal ist noch ausdrücklich angegeben, daß der Ellbogen dabei spitzwinklig oder sogar forciert gebeugt gewesen ist. Nur einmal ist ein Fall auf die ausgestreckte Hand angegeben, jedoch ist beigefügt, daß dies nur als wahrscheinlich angegeben werden konnte. In dem Falle von unvollständiger Luxation von Patel-Roux, der weitaus am genauesten beschrieben ist, hören wir von einer forcierten Extension des Ellenbogens kombiniert mit überaus starkem Zug am Vorderarm und nachherigem Fall, ohne weitere Angaben über das Verhalten des verletzten Armes beim Falle. Es scheint aus diesen klinischen Angaben immerhin hervorzugehen, daß die Luxatio cubiti anterior incompleta durch einen Fall auf den spitzwinklig gebeugten Ellenbogen zustande kommen kann. Roux hebt aber mit Recht hervor, daß die Luxatio cubiti anterior incompleta häufiger sein müßte, wenn ein Fall auf den forciert flektierten Ellenbogen zum Zustandekommen genügte.

Für die Luxatio cubiti anterior completa sind wenig genaue Angaben über die Art des Zustandekommens aufzufinden. Vor allem ist nur bei einem einzigen Fall eines 6jährigen Kindes ein reiner Fall auf den Ellenbogen angegeben, aber beigefügt, daß die Angabe ganz unsicher ist. In zwei Fällen, bei denen die Ätiologie genauer beschrieben ist, handelte es sich um kompliziertere Entstehungsmechanismen. Der eine Fall gehört zu der Unterart a mit ausgedehnten Kapsel-, Bänder- und Weichteilzerreißungen, hier war das Kind auf einer schiefen Ebene mit dem ganzen Körpergewicht auf den gebeugten torquierten Vorderarm gefallen, man fand den Arm in dieser Lage, als man das Kind aufhob. Der 2. genauer beschriebene Fall gehört zu der Unterart b der Luxatio cubiti anterior externa, der Verletzte war zunächst auf die ausgestreckte Hand gefallen, danach war der Ellenbogen forciert flektiert worden und Patient fiel hernach mit dem ganzen Körpergewicht auf den torquierten flektierten Vorderarm. Der 3. Fall ist unser oben genau beschriebene Fall, der der Unterart c angehört: Luxatio cubiti anterior interna. Hier kam die Luxation ohne Fall und ohne direkten Stoß zustande durch heftige forcierte Hyperextensions- und Abduktionsbewegung unter Anspannung der Flexionsmuskulatur zum Festhalten der abrutschenden Last. Ob eine nachherige Flexion vorkam, wissen wir nicht, es ist jedoch mehr als wahrscheinlich, der Vorderarm war nach dem Unfall nahezu rechtwinklig gebeugt.

Für die Unterart d die Luxatio cubiti anterior rotatoria haben wir nur eine Angabe von Maisonneuve, der berichtet, daß sein Patient auf die Innenseite des gebeugten Ellenbogens gefallen sei, wodurch die Pronationsluxation nach außen vorne eingetreten sei.

Für die letzte Unterart der Luxatio cubiti anterior mit Fraktur des Olekranons, haben wir in dem Falle Richets die Angabe, daß der Patient auf die ausgestreckte Hand gefallen sei. Der Fall St. Germains erhielt einen Hufschlag hinten an den Ellenbogen und unser Fall mit Fraktur des Olekranons schlug bei einem Fall aus großer Höhe mit dem Ellenbogen auf eine Kante auf.

B. Bisherige Experimente.

Angesichts dieser wenigen, zum Teil auch ungenauen Angaben über das Zustandekommen der Luxatio cubiti anterior haben eine ganze Anzahl Autoren die Luxation an der Leiche herzustellen versucht. Über solche Experimente berichten Hamilton, Colson, Huguier, Debruyn und Kempen, Anger, Streubel, Pingaud, Guérin. Am eingehendsten haben Streubel und Guérin experimentiert. In den Lehrbüchern, welche der Luxatio cubiti anterior etwas mehr als einige Zeilen widmen, ist stets als Ätiologie der Fall auf den spitzwinklig gebeugten Ellenbogen angegeben. Malgaigne hatte als erster darauf aufmerksam gemacht, daß bei extremer Beugung des Ellenbogengelenks, wenn die Spitze des Processus coronoides ulnae in der Fossa coronoides humeri anstößt, die Fossa sigmoidea major ulnae die Trochlea nicht mehr umfasse und infolgedessen ein, in dieser Stellung, auf die Spitze des Olekranons einwirkender Stoß, das Olekranon vor der Trochlea herauf verschieben resp. die Vorderarmknochen auf die Vorderseite des unteren Humerusendes luxieren könne. Dieser Anschauung haben sich Colson, Nélaton, Richet, Boyer, Samson und Bérard angeschlossen. Auch Engel (Compend. d. topogr. Anat. Wien 1859, S. 645) sagt, bei extremer Beugung des Ellenbogens gibt das Olekranon kein Hindernis ab für das Zustandekommen einer Luxatio anterior.

Immerhin ist zu bemerken, daß auch in extremer Beugung das Olekranon die Rolle noch zu gut $^2/_5$ des Umfangs umfaßt, wie Roux auf dem seitlichen Röntgenbild eines normalen Ellenbogens in extremer Beugung demonstriert. Sobald aber Experimente einsetzten, änderte sich diese Anschauung. Hamilton sagt in seinem Lehrbuch, daß die vordere Ellenbogenluxation nur als Folge eines heftigen und außerordentlichen Unfalles zustande kommen könne, bei welchem der Vorderarm forciert flektiert, oder extendiert, oder verdreht, oder auf sonstigem ungewöhnlichem Wege deplaziert werde. Schon Colson, der erste Experimentator, gibt an, daß durch einen Stoß auf das Olekranon des spitzwinklig gebeugten Ellenbogens nur äußerst selten eine Luxatio anterior eintrete, gewöhnlich aber eine Fraktur des Olekranons oder des unteren Humerusendes. Immerhin haben Colson, Huguier und Anger auf diese Weise vordere Luxationen herstellen können und geben auch, nach ihren Experimenten, die Möglichkeit dieses Entstehungsmechanismus zu. Leider fehlen genauere Beschreibungen der dabei aufgetretenen anatomischen Läsionen. Aber schon diese Autoren (Colson, Huguier, Debruyn und Kempen) geben an, daß experimentell die Luxatio cubiti anterior auch hergestellt werden kann durch forcierte Hyperextension und durch forcierte Torsion des Ellenbogens bei fixiertem Oberarm, speziell auch bei Fall auf die rückwärts gehaltene pronierte Hand und durch Kombination von Hyperextension und Torsion. Debruyn und Streubel waren nun die ersten, welche an Hand ihrer Experimente angaben, daß es an der Leiche nicht gelingt, durch forcierte Flexion und Schlag aufs Olekranon eine Luxatio cubiti anterior herzustellen. Auch Hönigschmid hat dies bestätigt. Streubel erklärt es wohl mit Recht damit, daß beim Experiment nur der Stoß auf das Olekranon, aber nicht die noch dazu kommende, schief der Achse des Olekranons entlang wirkende Gewalt der Körperlast nachgeahmt werden könne. Streubel wies ferner nach, daß durch forcierte Torsion des Vorderarmes um den fixierten Oberarm die vordere Luxation ziemlich leicht hergestellt werden kann. Noch leichter, wenn man vorher durch seitliche Inflexion oder durch direkte Inzision die Seitenbänder durchtrennt. Genau dasselbe hat auch Anger durch seine Experimente bewiesen, nämlich, daß die Luxatio anterior cubiti durch Torsion, nach vorheriger Zerreißung beider Seitenbänder durch heftige seitliche Bewegungen, ziemlich leicht hergestellt werden könne. Ferner wies Streubel durch seine Experimente nach, daß die Luxatio anterior am leichtesten an der Leiche zu erzeugen ist, durch forcierte Hyperextension im Ellenbogen, wobei man den Vorderarm bis zum rechten Winkel rückwärts biegt und dann, beim Geraderichten, das Olekranon unter die Trochlea drückt. **Streubel zieht aus seinen Experimenten folgende Schlüsse: Die Luxatio cubiti anterior kann nur nach ausgedehnter Bänderzerreißung eintreten.** Das innere straffe Seitenband ist stets völlig abgerissen, vom äußeren Seitenband dürften nur schmale Streifen übrig bleiben, das vordere und hintere Kapselband sind stets zerrissen und klaffen weit. An den Muskeln, die vom Condylus externus und namentlich internus humeri entspringen, sind stets partielle oder durchgehende Risse vorhanden. Auch Pingaud gibt wie Streubel an, daß experimentell durch forcierte Flexion eine Luxatio cubiti anterior nicht gemacht werden könne, er gibt als Ätiologie Hyperextension und Inflexion nach außen an. Guérin wies nach, daß experimentell durch forcierte Flexion des Ellenbogens nur dann eine Luxatio cubiti anterior hergestellt werden kann, wenn vorher die beiden

Seitenbänder durchtrennt werden und daß desgleichen auch durch forcierte Hyperextension bis zur Berührung der Knochen hinten, eine Luxatio cubiti anterior nur dann hergestellt werden kann, wenn die Seitenbänder zerreißen oder durchschnitten werden, nicht aber bei intakten Seitenbändern. Er gibt namentlich an, daß es die hinteren, strammen Fasern des Lig. laterale int. sind, welche das Olekranon verhindern abwärts zu treten. Maisonneuve endlich hat experimentell eine Luxatio cubiti anterior erzeugen können durch forcierte Abduktion und forcierte Pronation, wobei die Vorderarmknochen, um 180° gedreht, vor der Trochlea zu liegen kommen. Der Musculus triceps bleibt dabei intakt, der Brachialis internus und Brachioradialis sind zerrissen, Biceps fast intakt, ebenso Nerven und Gefäße. Es handelt sich also hier um die experimentelle Erzeugung der Luxatio cubiti anterior rotatoria externa.

Betrachten wir diese Experimente genauer, so ist vor allem zu bedauern, daß wir keine genauen Angaben finden über die Art der Luxatio cubiti anterior, welche experimentell erzeugt worden ist. Debruyn und Kempen geben zwar an, daß sie experimentell zwei Formen beobachtet haben, deren Symptome sie genau beschreiben und aus denen mit Sicherheit hervorgeht, daß es ihnen gelungen ist, sowohl die Luxatio cubiti incompleta, als die completa experimentell zu erzeugen, jedoch fehlen die Angaben durch welche Maßnahmen die eine und die andere beider Formen erzeugt worden ist und welches die genauen anatomischen Läsionen dabei waren. Auch bei Streubel geht aus den Beschreibungen hervor, daß er offenbar inkomplette und komplette Luxationen herstellen konnte, jedoch sind dieselben nicht auseinander gehalten. Was die speziellen Unterarten der kompletten Luxatio cubiti anterior anbetrifft, so können wir auch diese nicht aus den Beschreibungen der Experimente unterscheiden. Sicher ist die Luxatio cubiti anterior rotatoria von Maisonneuve, um den Condylus externus humeri herum, experimentell hergestellt worden. Das experimentell gewonnene Präparat von Anger, welches abgebildet ist, zeigt keine der klinisch zu unterscheidenden Formen der vorderen Luxation, sondern eigentlich eine seitliche Luxation in unvollständiger Form nach innen, wobei das Olekranon neben der inneren Kante der Trochlea steht und das Radiusköpfchen unten am inneren Teil der Trochlea.

Der bestehende etwelche Widerspruch der klinisch eruierbaren Ätiologie mit den Ergebnissen der Experimente, hat vielen Autoren Anlaß gegeben, sich auf theoretische Besprechungen einzulassen über die Ätiologie der vorderen Ellenbogenverrenkungen. Roux hat dieselben kritisch besprochen und kann seinen Fall (Luxatio cubiti anterior incompleta) mit keiner der bisherigen Entstehungstheorien in Einklang bringen und baut deshalb an Hand des Röntgenbildes für seinen Fall noch eine neue Theorie auf. Bevor wir auf diese Theorien eingehen, wollen wir unsere Experimente und deren Resultate besprechen.

C. Eigene Experimente.

Es handelte sich für uns hauptsächlich darum, experimentelle Grundlagen geben zu können für die verschiedenen Arten der Luxatio cubiti anterior, welche aus dem Studium der bisher publizierten Fälle dieser Verletzung sich ergaben. Vor allem handelte es sich darum, die Luxatio incompleta von der completa zu trennen und die verschiedenen Formen der vollständigen Verrenkung auseinander zu halten. Zwei Faktoren, welche in den bisherigen

Experimenten gar nicht oder nur teilweise berücksichtigt worden sind, zeigten sich als von ganz wesentlicher Bedeutung, nämlich: 1. Das Verhalten des Musculus triceps und 2. die Frage, ob das Olekranon sich unten um die Trochlea herum nach vorne luxieren kann oder nur seitlich um den inneren Rand der Trochlea oder um den Condylus externus herum.

Vorab können wir die Luxatio cubiti anterior mit Fraktur des Olekranons besprechen; hier liegen die Verhältnisse in jeder Beziehung ziemlich klar. Ad 1. ist hier der Streckapparat durch die Fraktur des Olekranons unterbrochen, der Musculus triceps kommt als Luxationshindernis nicht mehr in Betracht, aber auch der 2. Punkt ist ohne weiteres erledigt, indem auch das Olekranon als Luxationshindernis ausgeschaltet ist. Die Fraktur des Olekranons kann durch direkten Schlag oder als Biegungsfraktur und diese wiederum entweder im Sinne der Flexion oder der Extensionsschrägfraktur entstehen. Ein direkter Schlag kann, wenn er kräftig genug ist, nach eingetretener Fraktur des Olekranons, weiter wirken und die Vorderarmknochen nach vorne luxieren, wie das im Falle St. Germains und dem unsrigen der Fall war. In dem Falle Richets bewirkte der Fall auf die ausgestreckte Hand zunächst eine Fraktur des Olekranons und der fortwirkende Stoß von unten die Luxation der Vorderarmknochen nach vorne, nur ist auffällig, daß dabei eine Schrägfraktur des Olekranons von vorne oben nach hinten unten vorhanden war. Dabei war die Kapsel fast vollständig zirkulär zerrissen und auch die vorderen Muskeln, Brachialis internus und Muskeln am Condylus internus humeri, wenigstens in ihren tiefen Schichten zerrissen. Experimentell konnten wir durch forcierte Hyperflexion eine Flexionsschrägfraktur des Olekranons erzeugen und bei weiterer Forcierung der Flexion, unter ausgedehnter Zerreißung der ganzen hinteren Kapsel und Einreißen der Haut auf der Streckseite, die Luxation beider Vorderarmknochen nach vorne erzeugen, dabei blieb, wie in dem Falle Richets, der seziert wurde, das Lig. laterale externum intakt und war direkt nach vorne gespannt. Das Lig. collaterale ulnae war in seinem vorderen Abschnitt zerrissen, der hintere Abschnitt war intakt am Olekranonfragment, wie auch im Falle Richets. Durch direkten Schlag auf das Olekranon, bei gebeugtem Ellenbogen, läßt sich, wie schon Colson und Streubel bei ihren Experimenten nachwiesen, unter Umständen eine Fraktur des Olekranons erzeugen (häufiger eine Fraktur des unteren Humerusendes), aber keine Luxatio cubiti anterior dazu. Das ist ohne weiteres klar, indem die Gewalt unterhalb des Olekranons einwirken muß, wenn sie, nach der Fraktur, noch eine Luxation der Vorderarmknochen nach vorne bewirken soll oder es muß, nach der Gewalt, welche die Fraktur erzeugt, noch eine zweite einwirken, welche auf die Vorderarmknochen im Sinne der Verschiebung nach vorne oben einwirkt. Sowohl klinisch, als experimentell ist die Luxatio cubiti anterior mit Fraktur des Olekranons häufig eine komplizierte. Das spitze Fragment des Olekranons schneidet die Weichteile hinten durch, um so mehr, als dieselben über dem Fragment bedeutend gespannt werden, wenn die Vorderarmknochen nach vorne luxiert sind. Bei der Luxatio cubiti anterior mit Fraktur des Olekranons kann nicht zwischen einer Luxatio incompleta und completa unterschieden werden. Wenn die Ulna resp. also in diesem Falle das untere Fragment der Ulna, nur wenig nach vorne verschoben, unten an der Trochlea steht, so steht das Radiusköpfchen noch an normaler Stelle an der Rotula, es könnte also hier höchstens von einer

Fractura olecrani mit Subluxatio ulnae gesprochen werden. Von einer Luxatio cubiti anterior kann nur gesprochen werden, wenn das untere Ulnafragment mit dem Radiusköpfchen nach vorne oben vor die Trochlea und Rotula verschoben ist, dies ist dann eine Luxatio completa.

2. **Luxatio cubiti anterior incompleta.** Wir haben oben angeführt, daß schon die früheren Autoren (Debruyn, Streubel, Géurin) eine unvollständige Luxation nach vorne experimentell erzeugt haben, daß sie aber ihren Entstehungsmechanismus und denjenigen der vollständigen Luxation nicht genügend auseinander gehalten haben. Wir haben zunächst zu erwähnen, daß es auch uns in zahlreichen Versuchen an der Leiche nicht gelungen ist, durch eine reine forcierte Flexion des Ellenbogens, oder durch einen Schlag auf die Spitze des Olekranons, bei maximal oder forciert flektiertem Vorderarm, eine Luxatio incompleta oder completa cubiti anterior zu erzeugen. Auch uns ist es, wie den früheren Experimentatoren zunächst nur gelungen eine, Luxatio cubiti anterior an der Leiche zu erzeugen, durch sehr komplizierte und grobe Manipulationen, im Sinne der forcierten lateralen und medialen Inflexion plus Hyperextension und Hyperflexion, kombiniert mit Torsion, Abdrehung des Vorderarmes und oft noch mit direktem Stoß. In der Mehrzahl der Versuche ergaben auch diese Manipulationen nichts. War es dann ausnahmsweise gelungen, eine Luxatio anterior so zu erzeugen, so konnte man sich überzeugen, daß das Lig. collaterale ulnare int. stets ganz zerrissen war, das Lig. collaterale ext. radiale wenigstens zum Teil, daß die Kapsel hinten und vorne zerrissen war, der Musculus brachialis internus zerrissen, die Muskeln am Epicondylus internus abgerissen und auch der Triceps am Olekranon ganz oder wenigstens ausgedehnt abgerissen war. Dabei waren oft auch die Haut und die Gefäße zerrissen. Es handelte sich mehr um ein partielles Ausreißen des Armes, als um die Herstellung einer Luxation. Waren Haut und Gefäße, sowie ein Teil der Muskeln, namentlich am Condylus externus intakt, so war der Arm im Ellenbogen doch außerordentlich beweglich, durchaus nicht in bestimmter Stellung fixiert und man konnte auch aus der Luxatio anterior leicht eine posterior oder lateralis machen. Hier würde man mit Delpech und Desault sagen, daß eine so ausgedehnte Zerreißung vorhanden sei, daß man kaum von einer bestimmten Luxation reden könne. In praxi sind diese Fälle sehr selten, Fall 10 der Literatur gehört hierher. Ferner ist es wahrscheinlich, daß auch die Fälle 6 und namentlich 26, ein 6- und 4jähriges Kind betreffend, hierher gehören.

Es handelte sich also darum, methodischer vorzugehen, um der Frage der Entstehung der vorderen Ellenbogenluxationen näher zu treten. Gestützt auf die Versuche von Debruyn, Streubel und Guérin, haben wir daher auch zuerst die Seitenbänder zerrissen. Durch forcierte Inflexion nach innen und außen gelingt dies, jedoch treten stets ausgedehnte Kapselrisse dabei auf, so daß die Versuche nicht mehr rein sind. Wir haben deshalb die Seitenligamente primär subkutan durchtrennt.

Danach ergab sich zunächst, daß es nicht gelingt, nach subkutaner Durchtrennung des äußeren oder inneren Seitenbandes allein, eine Luxatio cubiti anterior herzustellen, wenn nicht durch die Manipulationen auch das andere Seitenband zerrissen wurde. Wir haben uns nicht davon überzeugen können, daß auch nur ein Teil des Lig. collaterale radiale oder ulnare intakt war, bei vorhandener Luxatio cubiti anterior. Auch wenn statt der Durchtrennung des Lig. collaterale ulnare der Epicondylus humeri internus abgemeißelt wurde, war dasselbe zu konstatieren.

Nach der Durchtrennung beider Seitenligamente gelang es nun durch **forcierte Flexion** mit oder ohne Stoß auf die Olekranonspitze, eine Luxatio cubiti anterior zu erzeugen und zwar eine **incompleta**. Es erlaubt eben die Durchtrennung der Seitenligamente bei forcierter Flexion des Vorderarmes unter Anstemmen des Processus coronoideus ulnae in die Fossa coronoidea humeri, das Olekranon so von der Trochlea abzuhebeln, daß seine Spitze ganz nach vorne kommt, in der Frontalebene vor dem vorderen Umfang der Trochlea steht. Es sind also die Seitenligamente, welche verhindern, daß bei forcierter Flexion des Ellenbogens das Olekranon sich von der Trochlea ganz abhebt, also diejenige Stellung eintritt, welche eine Luxation der Ulna nach vorne oben durch Flexion oder durch Fall oder Stoß auf das Olekranon, ohne Fraktur des letzteren, zuläßt. Roux hat also vollständig recht, wenn er hervorhebt, daß in der Norm, bei maximaler Flexion, das Olekranon immer noch die Trochlea umfaßt, was er durch Röntgenbild demonstriert und es also einer forcierten Flexion resp. Abhebelung und dadurch der Zerreißung der Seitenbänder bedarf, um das Olekranon so nach vorne zu bringen, daß es die Trochlea nicht mehr umfaßt. Es ist nun ohne weiteres klar, daß nur sehr selten ein Trauma dies bewirkt, und man darf sich wohl fragen, ob nicht auch eine Hyperextension mit Zug am Vorderarm der Flexion vorausgegangen ist, wie im Falle Roux', so auch in den anderen Fällen der Luxatio cubiti anterior incompleta, denn nur um diese handelt es sich ja.

Bei der Herstellung der Luxatio cubiti anterior incompleta am Kadaver reißen nun weiter bei der forcierten Flexion die stärkeren Teile der hinteren Gelenkkapsel ein. Die Olekranonspitze steht jetzt unten an der Trochlea, das Radiusköpfchen von der Rotula $2-2^{1}/_{2}$ cm entfernt in normaler Beziehung zur Ulna neben derselben. Das Lig. annulare ist intakt. Diese Luxation ist nicht eine sehr stabile, sie geht sehr leicht zurück, namentlich bei Beugung des Vorderarmes geht sie regelmäßig zurück. Dabei ist der Musculus triceps stark gespannt; wird er durch forcierte Flexion bei luxiertem Gelenk gedehnt, so bleibt die Luxation jetzt leichter bestehen, als vorher. Auch nach Durchtrennung der Seitenbänder, gelingt es jedoch nicht immer die Luxatio cubiti anterior incompleta durch forcierte Flexion zu erzeugen. Viel leichter läßt sich die Luxatio cubiti anterior incompleta erzeugen, wenn man nach Durchtrennung der Seitenbänder zuerst eine Hyperextension macht, wobei die vordere Kapsel einreißt und auch der Musculus brachialis internus, wenigstens zum Teil, reißt und danach eine Hyperflexion oder einen Stoß auf die Olekranonspitze bei spitzwinklig gebeugtem Ellenbogen ausübt. Wenn statt der Durchtrennung des inneren Seitenbandes der Epicondylus internus mit demselben abgemeißelt wird, so läßt sich die Luxatio cubiti anterior incompleta leichter erzeugen, als bei bloßer Durchtrennung des Ligaments. Selbstverständlich muß, wie schon oben gesagt, das äußere Band stets mitdurchtrennt werden.

3. Luxatio cubiti anterior completa.

Vor allem ist hervorzuheben, daß aus der eben beschriebenen experimentell erzeugten Luxatio cubiti anterior **incompleta**, durch noch so starke Hyperflexion, auch wenn vorher durch Hyperextension die vordere Kapsel zerrissen wird, **keine** Luxatio cubiti anterior **completa** erzeugt werden kann. Auch durch Hyperextension bis zur Berührung der Knochen und nachherigem Stoß in der Achse des Vorderarmes und nachheriger Flexion, läßt sich das Olekranon niemals nach vorne vor die Trochlea oder sogar noch höher in die Fossa coronoidea humeri bringen. Dies ist nur möglich, wenn der Musc. triceps zerrissen oder durchtrennt wird. Mit anderen Worten: auch wenn beide Seitenbänder und die vordere und hintere Kapsel zerrissen sind, ja, wenn mit dem Epicondylus internus der Musc. pronator teres abgelöst ist, gelingt es **nicht** das Olekranon **unten herum** um die Trochlea nach vorne zu bringen. Dies ist nur möglich, wenn **auch** der Musc. triceps durchtrennt ist.

Die Luxatio cubiti anterior completa kann nun aber erzeugt werden, auch ohne Durchtrennung oder Zerreißung des Musculus triceps; aber dann nur um die Rotula außen oder um die Innenseite der Trochlea innen herum. Es gelingt dies jedoch nicht immer. Bedingung ist, daß beide Seitenbänder zerrissen sind und unter Umständen das innere mit dem Epicondylus internus humeri abgerissen ist und die Kapsel vorne und hinten ausgedehnt zerrissen ist. Handelt es sich aber um sehr muskulöse Körper, so gelingt es auch unter den genannten Bedingungen nicht, eine Luxatio anterior completa zu erzeugen. Bei einer Anzahl von Experimenten ist übrigens auch der Triceps etwas seitlich am Ansatz eingerissen und der Brachialis internus ist häufig wenigstens partiell zerrissen.

Die Luxatio cubiti anterior completa entsteht nun durch folgende Manipulationen.

1. Luxatio cubiti anterior completa externa. Nach Durchtrennung des äußeren Seitenbandes und Abmeißelung des Epicondylus internus humeri kann durch forcierte Adduktion und Hyperextension und nachherige forcierte Flexion eine Luxatio cubiti anterior externa erzeugt werden. Dabei ist die Kapsel vorne durch die Hyperextension ganz zerrissen, die Kapsel hinten durch die forcierte Flexion ebenfalls. Das Olekranon tritt durch die forcierte Adduktion und Hyperextension zunächst auf die Außenseite neben die Rotula und, durch die forcierte Flexion mit Adduktion, auf die Vorderfläche der Rotula oder leichter in die Fossa radialis humeri. Der Musculus triceps macht den Weg mit dem Olekranon und geht um den Epicondylus lateralis herum. Er ist dabei sehr stark gespannt und reißt hie und da partiell am Olekranon ein. Wenn einmal das Olekranon mit dem Tricepsansatz außen neben der Rotula steht, gelingt es, ohne Flexion und zwar ohne starke Flexion und Adduktion, nicht das Olekranon nach vorne zu bringen, da der Triceps zu sehr spannt. Aus demselben Grunde gelingt es auch nicht das Olekranon weiter medialwärts vor dem Humerus zu verschieben, z. B. bis vor die Trochlea oder in die Fossa coronoidea humeri. Das Olekranon bleibt also vor oder oberhalb der Rotula und das Radiusköpfchen steht nach außen davon, ganz nach außen von der Achse des Oberarms, neben demselben. Siehe Abb. 15 S. 1155. Wir haben also genau das herstellen können, was in den Fällen 15 und 24 der Literatur vorhanden war, um so mehr, als einer dieser Fälle zur Sektion gekommen ist. Leider erfahren wir dort nichts über das Verhalten des Epicondylus internus.

2. **Luxatio cubiti anterior rotatoria externa.** Wie Maisonneuve, haben auch wir experimentell diese Luxation herstellen können. Da sie in ihrem Mechanismus ganz der eben beschriebenen gleicht, soll sie hier gleich besprochen werden. Auch hier findet die Luxation um die Rotula resp. den Condylus externus humeri herum statt. Es kommt aber zu dem Mechanismus der Luxation ohne Rotation, eine forcierte Rotationsbewegung im Sinne der Pronation hinzu. Maisonneuve spricht nur von forcierter Adduktion und Pronation, wobei das Olekranon zuerst nach außen von der Rotula zu liegen komme und dann um den Condylus herum nach vorne rotiere, wobei der Triceps mit herumrotiert resp. sich um die Außenseite des Humerus herumschlägt. Wir haben bei unseren Experimenten stets der Adduktion eine Hyperextension beifügen müssen und der zweiten Manipulation, der forcierten Pronation, eine Flexion. Ohne diese kamen stärkere Muskelzerreißungen zustande und riß auch der Triceps teilweise ab oder aber, bei muskelstarken Individuen, gelang es überhaupt nicht, ohne gleichzeitige Hyperextension resp. Flexion, die Luxatio herzustellen. Es erschien uns übrigens die Bedeutung der Extension und Flexion dabei ganz klar, da nämlich dadurch jeweilen der gespannte Triceps entspannt wird.

3. **Luxatio cubiti anterior completa interna.** Über diese Luxation, der unser Fall zugehört, finden sich nicht nur keine klinischen Beobachtungen, sondern auch keine Experimente, denn das von Anger gemachte und abgebildete Präparat einer solchen Luxation ist den seitlichen Luxationen des Ellenbogens zuzuzählen, da das Olekranon innen, neben der Trochlea steht, unter dem Epicondylus internus. Uns ist es experimentell gelungen, eine Luxatio cubiti anterior internas zu erzeugen und zwar durch den analogen Mechanismus, wie die Luxatio cubiti anterior externas, nur nach der anderen Seite. Jedoch ist es zweifelsohne, daß die Luxatio externa leichter zu erzeugen ist, als die interna. Dem entspricht auch, daß unser Fall der erste klinisch beobachtete ist, während zwei sichere klinische Fälle der externa in der Literatur sich finden. Das erklären schon die anatomischen Verhältnisse und zwar die folgenden: Während der Epicondylus medialis 2 cm über die Gelenkfläche nach innen vorragt, ragt der laterale kaum $1/2$ cm über dieselbe vor, ferner steht das untere Gelenkende des Humerus schräg von oben außen nach innen unten verlaufend, was die normale Abduktionsstellung des Vorderarmes gegenüber dem Oberarm bedingt. Dazu kommt noch, daß das mediale Ende der Trochlea breiter ist, als das laterale. Aus den Experimenten geht nun mit Sicherheit hervor, daß **ohne Fraktur resp. Abmeißelung des Epicondylus int. humeri eine solche Luxation nicht hergestellt werden kann** und zwar hindert der Epicondylus internus humeri den Triceps mit dem Olekranon um den Condylus internus herum, nach vorne zu treten. Eine Luxatio cubiti anterior completa um den intakten Epicondylus internus herum ist also, wie die Luxatio cubiti anterior completa unten um die Trochlea herum, nur möglich, wenn der **Triceps zerrissen resp. durchtrennt ist.** Der Luxationsmechanismus ist folgender: Nach Durchtrennung des Lig. collaterale radiale und Abmeißelung des Epicondylus internus humeri tritt durch forcierte Abduktion und Hyperextension des Vorderarms das Olekranon auf die Innenseite neben die Trochlea, durch forcierte Flexion und Abduktion tritt das Olekranon nach vorne oben vor die Trochlea oder in die Fossa coronoidea humeri, dabei folgt der Triceps, indem er sich um die

innere Kante des Humerus resp. die Bruchfläche des Epicondylus internus herum nach vorne herumschlägt. Der abgebrochene Epicondylus internus humeri wird dabei mit der Ulna nach vorne und oben verschoben, wie es in dem Röntgenbilde unseres Falles Abb. 4 schön zu sehen ist. Der Triceps ist dabei sehr stark gespannt, und bei muskelkräftigen Körpern gelingt die Luxation deshalb nicht oder nur sehr schwer. Ferner ist zu bemerken, daß auch, wenn nur die Spitze des Epicondylus internus abgetragen ist, die Luxation nicht gemacht werden kann, sondern nur, wenn der ganze Epicondylus mobil gemacht ist.

4. Luxatio cubiti anterior completa interna rotatoria. Wie wir oben sahen, ist kein Fall von dieser Luxation beobachtet worden und auch nichts über die experimentelle Erzeugung dieser Luxation bekannt. Es ist uns nicht gelungen, eine einwandsfreie solche Luxation am Kadaver herzustellen. Wenn durch forcierte Abduktion und Hyperextension des Vorderarms das Olekranon auf die Innenseite der Trochlea getreten ist, so gelingt es jetzt durch forcierte Supination das Olekranon etwas nach vorne zu drehen, so daß die Fossa sigmoidea major der Trochlea von vorne aufliegt, jedoch bleibt die Ulna nicht gedreht, sondern geht stets in die frühere Stellung zurück. Das Hindernis bildet die runde Bicepssehne, welche die Rotation des Radius hinten herum nicht zuläßt. Nach Durchtrennung dieser Sehne gelingt die Rotation leichter, aber nicht ohne ziemlich ausgedehnte Muskelzerreißungen.

Zusammenfassend geht aus unseren Experimenten hervor, daß wir ganz bestimmte Entstehungsmechanismen für die verschiedenen **Formen** der Luxatio cubiti anterior feststellen können und daß dieselben also ätiologisch wohl voneinander zu scheiden sind. Für alle die vorderen Luxationen ist eine ausgedehnte Kapselzerreißung hinten und vorne und namentlich auch seitlich Bedingung. Es sind wesentlich die beiden Seitenbänder, welche die zur vorderen Luxation notwendige starke Verschiebung der Vorderarmknochen vom Oberarm verhindern. Aus der Pathologie ist es bekannt, daß bei Bändern, welche sich an stark vortretenden Apophysen ansetzen, durch gewaltsamen (Überspannung) Zug des Bandes eher die Apophyse abbricht, als daß das Band von derselben abreißt. Dieser Umstand, nämlich der Abriß des Epicondylus humeri internus, ist für das Zustandekommen der Luxatio cubiti anterior begünstigend, für die Luxatio cubiti anterior interna completa ist er Conditio sine qua non. Roux kommt, nach seiner Kritik der Fälle der Literatur, und, gestützt auf die Röntgenphotographien seines Falles, zum Schlusse, daß eine Luxatio cubiti anterior im allgemeinen überhaupt unmöglich sei, ohne Fraktur des Epicondylus internus humeri, und daß dieselbe nur wegen fehlender Röntgenkontrolle nicht diagnostiziert wurde. Abgesehen davon, daß die Fraktur auch ohne Radiographie zu diagnostizieren ist, haben wir experimentell, wie oben erwähnt, eine Luxatio anterior auch ohne Fraktur herstellen können. Wir geben zwar, wie oben schon gesagt, ohne weiteres zu, daß die Fraktur des Epicondylus internus in allen Fällen das Zustandekommen der vorderen Luxation erleichtert und, daß ohne dieselbe ausgedehntere Weichteilzerreißungen zustande kommen. Jedenfalls ist es mehr als zufällig, daß bei den wenigen überhaupt bekannten Fällen und den doch fast durchwegs unvollständigen Beschreibungen, ferner angesichts der Publikation aller, bis auf zwei Fälle, vor der Röntgenentdeckung, nicht weniger als fünf sichere Fälle von Fraktur des Epicondylus internus dabei sind.

Wir möchten fast glauben, daß, außer bei den, mit ausgedehnten Weichteilzerreißungen, einhergehenden Fällen 2a, welche keine eigentlichen Luxationen sind, die Fraktur des Epicondylus die Regel ist. Wichtiger als das, ist die Feststellung durch unsere Experimente, daß sie für die Luxatio cubiti anterior interna completa conditio sine qua non ist.

Von den Zerreißungen der Muskeln und Sehnen gehört nach unseren Experimenten diejenige des Biceps und Triceps nicht zum typischen Bilde der Luxatio anterior, sondern eine bestimmte Dislokation der intakten, oder wenigstens nur ganz partiell eingerissenen Sehnen bildet ein Charakteristikum der verschiedenen vorderen Ellenbogenverrenkungen. Der Musculus brachialis internus ist öfters partiell zerrissen, jedoch ist das nicht das Charakteristische, sondern im Gegenteil die nachweisbar intakte Insertion und Funktion dieses Muskels.

Aus unseren Experimenten geht für den Entstehungsmechanismus ferner hervor, daß nur die Luxatio cubiti anterior incompleta um das untere Humerusende herum in der Achse des Vorderarmes erfolgt, die Luxatio completa dagegen nicht; diese erfolgt stets innen oder außen herum, um das untere Humerusende, mit Ausnahme der Fälle 2a. Daraus ergibt sich ohne weiteres der Schluß, den schon mehrere Autoren auch gezogen haben, daß die komplette Luxation nach vorne meistens zweizeitig erfolgt resp. nicht durch eine einzige Bewegung, sondern eine Kombination von forcierten Bewegungen. Zunächst tritt eine Luxatio lateralis ein und aus dieser wird sekundär eine Luxatio anterior. Auch die Umdrehungsluxationen erfolgen seitlich um den Humerus herum. Bei den Fällen mit sehr ausgedehnten Weichteilzerreißungen 2a, welche meist kompliziert sind, kann, wenn der Musculus triceps resp. seine Sehne abgerissen ist, eine Luxation der Vorderarmknochen unten herum stattfinden, da dabei aber meist auch die vorderen Muskeln Brachialis internus und Biceps zerrissen sind und die Kapsel und Bänder ganz resp. zirkulär abgerissen sind, so können hier die Vorderarmknochen, wie schon mehrmals erwähnt, mit Leichtigkeit allseitig luxiert werden, sie werden weder durch erhaltene Bänder noch erhaltene Muskeln oder Kapselteile in bestimmter Lage erhalten und wir bezeichnen diese Fälle, nach dem Vorgange von Delpech und Desault nicht als eigentliche Luxationen. Da nun, gemäß unseren Experimenten, nur bei diesen letzteren Fällen eine Luxatio cubiti anterior completa direkt nach vorne vorkommen kann, wie sie Anger bei seiner Einteilung als besondere Form angibt, haben wir eine solche bei unserer Einteilung nicht genannt, da eben in diesen Fällen die Vorderarmknochen überall stehen können und wir sie deshalb überhaupt nicht als eigentliche Luxationen anerkennen.

Endlich ist noch zu erwähnen, daß es unrichtig ist, von der Luxatio cubiti anterior incompleta und completa, als von einem 1. und 2. Grad der vorderen Luxation zu sprechen, wie zum Beispiel Patel und Roux es tun. Aus einer Luxatio incompleta wird nie eine completa, denn die erstere erfolgt unten um die Trochlea herum, die letztere seitlich um Trochlea oder Rotula herum.

Wir haben gesehen, daß die Vorbedingung zur Entstehung der Luxatio cubiti anterior die Zerreißung resp. der Abriß der beiden Seitenbänder ist und daß in einer Mehrzahl der Fälle der Epicondylus internus humeri mit dem inneren Seitenband abreißt. Wie die früheren Experimentatoren, haben auch wir die Seitenbänder durchtrennt oder den Epicondylus internus abgemeißelt als Einleitung zur experimentellen Herstellung der vorderen Luxationen am Kadaver. Wenn wir uns nun fragen, wie die Zerreißung der Seitenbänder resp. der Abriß des Epicondylus internus in praxi beim Zustandekommen der vorderen Luxationen entsteht, so erklärt sich dieselbe, bei den kompletten Luxationen nach vorne, aus dem geschilderten Mechanismus ihrer Entstehung ohne weiteres, nämlich durch die heftigen Seitwärtsbewegungen des gestreckten Vorderarmes, kombiniert mit Hyperextension. Dass bei der Hyperextension als solche die Seitenbänder zerreißen können, wissen wir von der Luxatio cubiti posterior. Allerdings reißt dabei meist nur das innere Seitenband resp. der Epicondylus internus ab, was sich aus der normalen Abduktionsstellung des Vorderarmes gegen den Oberarm in Streckstellung ohne weiteres erklärt. Bei den kompletten vorderen Luxationen kommt nun eine viel stärkere forcierte Seitenbewegung zustande, da ja das Olekranon zunächst ganz seitlich und erst sekundär nach vorne luxiert wird. Dies erklärt ohne weiteres auch den Abriß des äußeren Seitenbandes. Nun legen uns aber die Fälle der Luxatio cubiti anterior incompleta nahe, daß die beiden Seitenbänder offenbar auch durch forcierte Flexion abreißen können, wenn eine sehr heftige Gewalt, nämlich das Gewicht des fallenden Körpers einwirkt. Ferner illustriert uns auch der Fall von Patel-Roux, dessen Ätiologie ganz klar ist, daß durch forcierten Zug am gestreckten Vorderarm die beiden Seitenbänder (resp. das innere mit dem Epicondylus internus) abreißen können. Auch bei der Luxatio cubiti anterior completa mögen also forcierte Flexion oder Extension neben den seitlichen Inflexionen den Abriß der Ligamenta lateralia bewirken.

Damit wären die verschiedenen Ansichten und Theorien der früheren Experimentatoren und Autoren der bisher publizierten Fälle von Luxatio cubiti anterior gewürdigt und an Hand unserer Experimente geklärt. Es erübrigt nur wenige Worte betreffs der Annahme von Roux zu sagen, welcher bei seinem Falle von Luxatio cubiti anterior incompleta eine zweizeitige Entstehung annimmt, zunächst eine Luxatio lateralis interna und danach eine anterior incompleta, unter Fraktur des Epicondylus internus durch den Stoß des Olekranons. Ganz abgesehen von der ja genau beschriebenen Ätiologie, welche eine solche Annahme nicht zuläßt, beweisen unsere Experimente, daß gerade die Luxatio cubiti anterior incompleta unten um die Trochlea herum zustande kommt. Roux' Annahme hat ihre volle Richtigkeit für die Luxatio cubiti anterior completa interna nämlich, daß dieselbe nicht ohne Fraktur des Epicondylus internus humeri zustande kommen könne. Nur bricht derselbe niemals sekundär durch Stoß des Olekranons ab, sondern stets primär als Abrißfraktur. Es ist auch durchaus nicht richtig, wie Roux sagt, daß der Epicondylus internus humeri die Luxation resp. Verschiebung des Olekranons d. h. der Ulna nach vorne verhindere. Das Olekranon kann ganz gut um die Innenseite der Trochlea herum nach vorne vor die Trochlea oder in die Fossa coronoidea humeri sich luxieren, wenn man den Musculus triceps durchtrennt. Nicht für die Verschiebung des Olekranons, sondern des Triceps um die innere Humeruskante herum nach vorne, bildet der Epicondylus internus das Hindernis.

Klinisches Bild der verschiedenen vorderen Ellenbogenverrenkungen.

1. Luxatio cubiti anterior incompleta:

Inspektion: In der Mehrzahl der Fälle, bei denen Angaben hierüber gemacht sind, war der Arm in gestreckter oder nur leicht flektierter Stellung bis 130° im Ellenbogen gehalten. In gestreckter Stellung fällt es auf, daß der Ellenbogen hinten im Bereich des Gelenks ganz flach ist, die Vorwölbung des Olekranons und die normale Einsenkung der Haut über demselben fehlt. Beim Anblick des gestreckten Armes von vorne fällt auf, daß die starke normale Breitenzunahme des Armes im Bereich des Ellenbogens fehlt, da infolge der Verlängerung des Armes die Muskeln gedehnt und abgeplattet sind (s. Abb. 13). Die Verlängerung des Armes ist das auffälligste Symptom. Sie rührt davon her, daß das Olekranon statt hinten an der Trochlea unten an derselben steht. In rechtwinkliger Beugung des Vorderarmes springt diese Verlängerung noch mehr in die Augen und man sieht jetzt deutlich, daß die Verlängerung nur den Vorderarm betrifft, während der Oberarm jetzt im Gegenteil verkürzt erscheint, indem das in rechtwinkliger Beugung normal unten an der Trochlea stehende Olekranon nach vorne verschoben ist (s. Abb. 11). Die Verlängerung des Vorderarmes beträgt ungefähr $2^{1}/_{2}$—3 cm, d. h. die Länge des Olekranons. Diese Verlängerung des Vorderarmes zugleich mit der Verkürzung des Oberarmes und die Abflachung und Abrundung des hinteren Umfanges des Ellenbogens, infolge der Verschiebung des Olekranons nach unten, welche in der rechtwinkligen Flexionstellung noch mehr auffällt, ist das Hauptcharakteristikum der Luxatio cubiti anterior und ein pathognomonisches Zeichen. Bei der Luxatio cubiti anterior completa ist, wie wir sehen werden, in der Streckstellung des Armes, nicht nur keine Verlängerung, sondern eher eine leichte Verkürzung des Armes vorhanden, da hier die Vorderarmknochen nach vorne und oben, vor das untere Humerusende, verschoben sind. Dies ist ein sehr wichtiges Unterscheidungsmerkmal der beiden Formen der vorderen Luxatio cubiti. In rechtwinkliger Beugung des Ellenbogens dagegen ist auch bei der Luxatio cubiti anterior completa eine Verlängerung des Vorderarmes vorhanden, aber nicht so bedeutend, wie bei der Luxatio incompleta. Sie springt aber hier trotzdem noch mehr in die Augen, weil der Oberarm hier relativ noch mehr verkürzt ist resp. verkürzt erscheint, weil die Vorderarmknochen, d. h. der ganze Vorderarm nach vorne und oben verschoben ist. Die Abbildungen 10 und 11 veranschaulichen diese Verhältnisse am besten. Die Skelettierung zeigt die verschiedene Lage der Knochen in der Norm, bei der Luxatio cubiti anterior completa, bei der incompleta und bei der Luxatio cubiti posterior und beim normalen Ellenbogen. Es ist daraus namentlich ersichtlich der schöne Gegensatz der Luxatio cubiti anterior completa zur Luxatio cubiti posterior bei der Inspektion des rechtwinklig gebeugten Armes. Hierüber siehe noch unten.

Über die Ausdehnung der Schwellung und der Suffusionen läßt sich für die Luxatio cubiti anterior incompleta nichts aussagen, die Angaben darüber fehlen meist. Sicher ist, daß ganz frisch die Schwellung unbedeutend ist, die Suffusion null, daß sie dann aber stark werden kann wegen der doch ausgedehnten Kapsel- und Bänderzerreißungen. Auf einen stärkeren Bluterguß

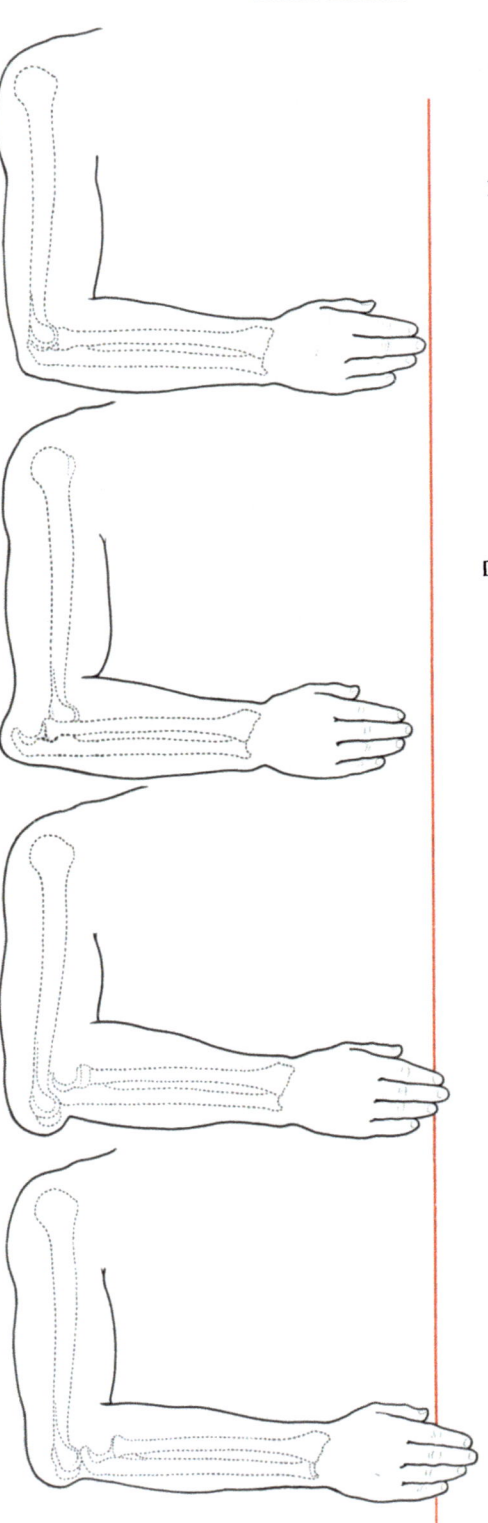

Abb. 8. Normaler Arm.

Abb. 9. Luxatio cubiti posterior.

Abb. 10. Luxatio cubiti anterior completa.

Abb. 11. Luxatio cubiti anterior incompleta.

auf der Innenseite ist speziell zu achten bei der Häufigkeit der Abrißfraktur des Epicondylus internus humeri.

Funktion: aktive Bewegungen.

Auch hier sind genaue Angaben selten, wo sie aber gemacht sind, ist stets hervorgehoben, daß die Streckung sowohl als die Flexion möglich sind, aber beschränkt und die Rotation ganz frei ist. Die Streckung ist oft bis zur normalen Grenze möglich, jedoch vielfach mit starken Schmerzen verbunden, wohl namentlich in den Fällen von partiellen Muskelzerreißungen. Hie und da wird an-

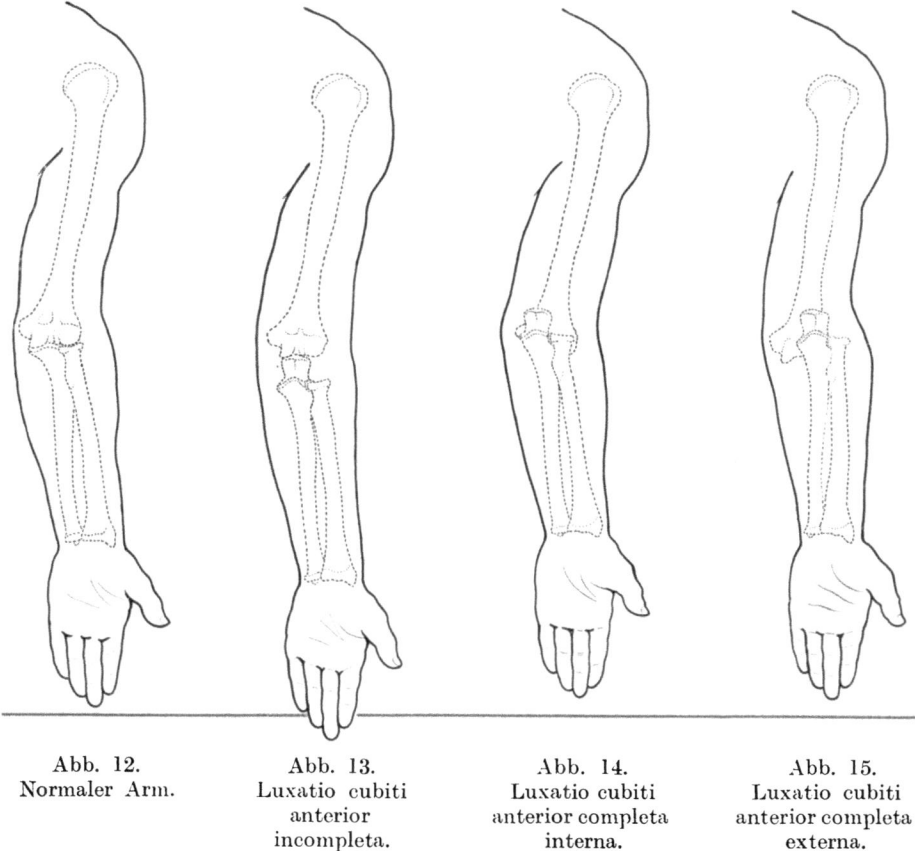

Abb. 12. Normaler Arm.　　Abb. 13. Luxatio cubiti anterior incompleta.　　Abb. 14. Luxatio cubiti anterior completa interna.　　Abb. 15. Luxatio cubiti anterior completa externa.

gegeben, daß die Extension, der Schmerzen halber, gar nicht gemacht wurde, während die Flexion nicht schmerzhaft war. Bei einem Falle mit sicherer Fraktur des Epicondylus internus (Roux) wurde extra angegeben, daß Extension und Flexion aktiv und passiv schmerzlos waren. Die Flexion ist aktiv meist nicht in großem Umfang möglich, in der Mehrzahl der Fälle lange nicht bis zum rechten Winkel.

Passive Bewegungen: Auch passiv kann die Streckung bis zur Normalen gemacht werden, für die Überstreckung ist ein ziemlich starkes Hindernis vorhanden, die passive Streckung ist meist schmerzhaft. Aktiv ist die Beugung möglich, aber nicht normal, für die stärkere Beugung ist ein starkes Hindernis resp. ein Widerstand vorhanden. Die experimentellen Präparate zeigen, daß es der schon so wie so stark gespannte Triceps ist, welcher den Widerstand bildet. Die Rotation ist ganz frei, eher vermehrt, da die Ulna auch etwas mitrotiert. Es ist in der Strecklage seitliche Beweglichkeit vorhanden, jedoch ist dieselbe nicht exquisit, lange nicht so stark, wie bei der Luxatio cubiti anterior completa, wegen der stark gespannten Weichteile: Triceps, Biceps, Brachialis int.

Palpation: Der Umfang des Gelenks ist bei der inkompletten Luxation nicht vermehrt, wenn gemessen werden kann, bevor eine stärkere Schwellung da ist. Im Gegenteil geben Debruyn und Kempen ausdrücklich an, daß der Umfang genau in der Gelenklinie gemessen, geringer ist, als auf der gesunden Seite, was sich dadurch erklärt, daß das Olekranon statt hinten auf der Trochlea, unten an derselben steht. Aus demselben Grunde ist der anteroposteriore Durchmesser geringer. Die Palpation ergibt, daß das Olekranon an normaler Stelle fehlt, statt dessen fühlt man den hinteren Umfang der Trochlea und die leere Fossa olecrani. Die Epikondylen sind auffällig gut zu fühlen. Es ist auf eine Fraktur des Epycondylus internus zu untersuchen. Vorne fühlt man gerade unterhalb der Gelenklinie (Trochlea) die Spitze des Olekranons direkt nach vorne gerichtet, darunter eine tiefe Einsenkung, die Fossa sigmoidea major ulnae und darunter den Processus coronoideus ulnae. Nach außen davon in normaler Beziehung zur Ulna fühlt man das Radiusköpfchen, ziemlich stark vorstehend vom Condylus externus weit entfernt. Mehrmals ist in den Beschreibungen der inkompletten vorderen Luxation hervorgehoben, daß die Bicepssehne vorne über dem Gelenk stark vorspringend, stark gespannt fühlbar ist. Überhaupt sind die Weichteile im Bereich des Ellenbogens stark gespannt und ebenso die Haut, dadurch ist die Gelenkfalte verwischt. Wenn der Epicondylus internus humeri abgebrochen ist, was, wie wir sahen, recht häufig bei der inkompletten Luxation der Fall ist, so fühlt man denselben auf der Innenseite unten neben der Ulna resp. dem Processus coronoideus ulnae, da er mit der Ulna resp. mit dem Ligamentum laterale ulnare und den Muskeln nach unten gezogen wird. Dieser verschobene Epicondylus internus kann unter Umständen die genaue Palpation des oberen Ulnaendes erschweren.

Von Nebenverletzungen bei der Luxatio cubiti anterior incompleta ist bei den publizierten Fällen nichts berichtet. Roux hebt besonders hervor, daß die Nerven alle intakt gewesen sind.

2. Luxatio cubiti anterior completa.

Es läßt sich für die verschiedenen Formen der vollständigen vorderen Verrenkung kein einheitliches klinisches Bild geben.

Luxatio cubiti anterior completa mit ausgedehnten
Weichteilzerreißungen 2a.

Über diese Verrenkung sind nur wenige und wenig charakteristische Angaben vorhanden:

Inspektion: Der Arm hat keine ganz bestimmte Lage. Er hängt schlaff herunter, in dem Falle Fontoynont nahm der Vorderarm der Schwere nach in der Streckstellung eine ab- oder adduzierte Stellung ein, er war ferner gegenüber dem Oberarm um die Längsachse etwas gedreht, indem die äußere Kante des Humerus nach vorne sah, während die Fossa sigmoidea olecrani ebenfalls nach vorne sah. Es war also einigermaßen eine Rotationsluxation vorhanden. Der anteroposteriore Durchmesser ist, wie bei allen kompletten vorderen Luxationen, stark vermehrt. Der ganze gestreckte Arm ist leicht verkürzt. Hinten fehlt der normale Vorsprung des Olekranons. Es sind jedoch die abnormen Vorsprünge nicht so gut sichtbar, da wegen der ausgedehnten Weichteilzerreißungen starke Schwellung vorhanden ist und auch deshalb, weil die Verletzung meist kleine Kinder betrifft. In dem Falle Fontoynont war der ganze Arm stark ödematös.

Funktion: Von wesentlicher Bedeutung und im Gegensatz zu den nachher zu beschreibenden charakteristischen Arten der vollständigen vorderen Luxation sind aktive Bewegungen nicht möglich, was sich ohne weiteres aus der Zerreißung der Muskeln erklärt. Passive Bewegungen dagegen sind merkwürdig frei. Vor allem ist eine Hyperextension möglich. Die Flexion ist zwar auch leicht möglich, aber nicht bis zur normalen Grenze, was einfach auf der starken Spannung der Haut auf der Streckseite beruhen kann. Bei unseren experimentell hergestellten solchen Luxationen ist die Haut auf der Streckseite in vielen Fällen eingerissen. Es ist eine exquisite seitliche Beweglichkeit des Vorderarmes in Streckstellung vorhanden. Die Pro- und Supination ist frei, gegenüber der Norm deutlich vermehrt.

Palpation: Insofern es die Schwellung erlaubt, fühlt man am hinteren unteren Umfang des Gelenks das untere Humerusende frei, man kann die Epikondylen, die Trochlea und Rotula schön abtasten, vorne oberhalb der Gelenklinie fühlt man die Spitze des Olekranons, die Fossa sigmoidea major und den Processus coronoideus und in normaler Beziehung zur Ulna das Radiusköpfchen. Bei den beiden hierher gehörenden Fällen, welche kleine Kinder betreffen, finden wir keine weiteren Angaben über das Verhalten der Weichteile, offenbar war hier auch keine äußere Wunde vorhanden. In dem Falle von Prior, der hierher gehört, war das untere Humerusende durch eine große Hautwunde frei nach hinten herausragend. Hier ist auch ausdrücklich angegeben, daß der Triceps zerrissen war. Hennequin und Loevy geben an, daß der Triceps zerrissen war, der Brachialis internus aber intakt war. Hier finden wir auch die einzige Angabe über eine Nervenläsion, nämlich, daß der Nervus ulnaris zerrissen war.

Luxatio cubiti anterior completa interna 2c.

Wir stellen die klinische Besprechung dieser Unterart voran, da wir sie, angesichts des von uns beobachteten Falles, am eingehendsten geben können und wir für die nächsten zwei Unterarten, deren Symptome in der Hauptsache analog sind, stets darauf verweisen können.

Inspektion: Der Arm bietet eine sehr charakteristische Deformität dar, welche auf den beigegebenen Photographien (Abb. 1 u. 2) deutlich hervortritt. Der Vorderarm ist fast genau rechtwinklig gebeugt und wird in dieser Stellung durch die gesunde Hand des Patienten unterstützt. Der Oberarm ist verkürzt, der Vorderarm bedeutend verlängert. Dieses Verhältnis ist in den Abb. 10—11 illustriert und erklärt. Es fehlt am unteren Ende des Oberarmes hinten der Vorsprung des Olekranons, welcher dem normalen Ellenbogen einen hinteren spitzen Winkel gibt. Im Gegenteil zeigt dieses untere Ende des Oberarmes eine schöne Abrundung, der Rotula und Trochlea entsprechend, welche sich nach vorne oben gegen den Vorderarm hin scharf abgrenzt.

Auch auf dem Bilde von der Innenseite, Abb. 2, wo der Vorderarm in halber Streckstellung ist, sieht man diese Abrundung des unteren Oberarmendes aufs schönste. Sie ist gebildet durch das normale untere Humerusende, d. h. Trochlea und Rotula. Wie aus der Abb. 10 und 11 hervorgeht, ist das Olekranon resp. die Ulna nach vorne oben verschoben. Das Fehlen des Olekranons unten an der Trochlea bei rechtwinklig gebeugtem Arm erklärt also die Verkürzung des Oberarmes, welche jedoch nur $1^1/_2$—2 cm beträgt. Der Oberarm erscheint jedoch noch stärker verkürzt, weil die Vorderarmknochen resp. der Vorderarm vorne am Humerus nach oben verschoben sind. Es besteht also hier ein Unterschied zur Luxatio cubiti anterior incompleta, wo, wie wir sahen, hinten und unten auch die Abrundung des unteren Endes des Oberarmes vorhanden ist, sich diese aber nicht nach vorne und oben fortsetzt und namentlich sich nicht so scharfwinklig gegen den Vorderarm absetzt. Es erscheint also die Verkürzung des Oberarmes bei der Luxatio cubiti anterior **completa** stärker, als bei der **incompleta,** trotzdem sie de facto gleich ist, nämlich die Dicke des Olekranons beträgt. Im Vergleich zum Oberarm erscheint auch der Vorderarm ganz bedeutend verlängert, de facto ist nur eine geringe Verlängerung vorhanden von 1—$1^1/_2$ cm. Bei der Luxatio cubiti anterior incompleta beträgt diese Verlängerung, wie wir sahen 2—3 cm, aber trotzdem erscheint sie nicht bedeutender, als bei der Luxatio completa im Vergleich zur scheinbaren Länge des Oberarmes. Diese Verhältnisse sind aus den Abb. 10 und 11 gut ersichtlich.

In der Streckstellung ist der Arm verkürzt, allerdings nur unbedeutend, 1—2 cm. Sehr auffällig ist in der Streckstellung die Zunahme des Anteroposterioren Durchmessers, welcher mehrere Zentimeter beträgt. Auch der quere Durchmesser ist hier etwas, aber wenig vermehrt, da die Vorderarmknochen nach der Vorder- und Innenseite luxiert sind. Die Achse des Vorderarmes geht etwas mehr nach innen, als normal. Der Vorderarm ist etwas mehr abduziert als normal. (Siehe Abb. 14.) Bei der Luxatio cubiti anterior completa externa verhalten sich diese letzteren Symptome umgekehrt, da die Vorderarmknochen nach vorne außen luxiert sind. (Siehe Abb. 15.)

Gleich nach der Verletzung ist keine wesentliche Schwellung vorhanden und keine Suffusion. In der Folge wird die Schwellung sehr bedeutend und nimmt den größten Teil des Ober- und Vorderarmes ein, sie ist stärker auf der Innenseite und Vorderseite. Auch die Suffusion ist sehr ausgedehnt, stärker auf der Innen- und Vorderseite.

Funktion: Aktive Bewegungen:

Der Vorderarm kann aktiv bis fast zur Geraden gestreckt werden. Wenn man die Streckung gegen Widerstand machen läßt, so fühlt man vorne, an der Spitze des Olekranons, den Triceps sich kontrahieren und kann denselben über die innere Humeruskante herum nach hinten verlaufend verfolgen. Die aktive Beugung wird bis über den rechten Winkel gemacht; wenn man die Beugung gegen einen Widerstand machen läßt, so fühlt man die Kontraktion der Bicepssehne, und diejenige des Musculus brachialis internus am Processus coronoides vorne. Es ist damit der Beweis geleistet, daß weder der Musculus triceps noch der biceps, noch der Brachialis internus zerrissen sind. Die aktive Rotation ist ganz frei.

Passive Bewegungen:

Passiv kann der Vorderarm bis zur Geraden gestreckt werden, aber mit etwas Widerstand, die Sehnen vorne am Ellenbogen sind dabei stark gespannt. Eine Überstreckung läßt sich nicht machen. Die Beugung kann etwas über den rechten Winkel gemacht werden, weiter jedoch nicht, es besteht ein starker Widerstand für die weitere Beugung. Die passive Rotation ist frei, die Pronation ist etwas mehr als normal möglich. In der Streckstellung ist eine geringe Rotation der Vorderarmknochen auch möglich. In dieser Stellung ist eine seitliche abnorme Beweglichkeit des Vorderarmes vorhanden, dieselbe ist aber nicht so frei, wie bei den vorderen Luxationen mit ausgedehnten Muskelzerreißungen. Es ist charakteristisch, daß die seitliche Bewegung im Sinne der Abduktion exquisit möglich ist, im Sinne der Adduktion jedoch nur gering. Es scheint als ob die dabei auftretende stärkere Spannung des Triceps das Hindernis abgebe. Jedenfalls ist der Unterschied für die seitliche Beweglichkeit des Vorderarmes bei den verschiedenen Formen der Luxatio cubiti anterior completa differentialdiagnostisch wichtig.

Palpation: Man fühlt hinten am Ellenbogen das untere Ende des Humerus außerordentlich deutlich durch, da dasselbe nur von Haut bedeckt ist. Man fühlt die normalen Konturen der Rotula und Trochlea, deren innerer scharfer Rand besonders charakteristisch ist. Der Condylus und Epicondylus externus sind normal, d. h. besser als normal, aber in normaler Konfiguration, fühlbar. Ebenfalls fühlt man hinten die Fossa olecrani des Humerus frei. Das Olekranon fehlt also an normaler Stelle. Der innere Umfang des unteren Humerusendes dagegen ist nicht normal. Es fällt auf, was auf dem Röntgenbilde von vorne Abb. 3 sehr schön sichtbar ist, daß von dem scharfen Innenrande der Trochlea der Knochen, d. h. die innere Humeruskante fast gerade nach oben geht und der normale starke Vorsprung des Epicondylus internus fehlt. In unserem Falle war diese innere Kante des Humerus leidlich glatt, da der Abbruch des Epicondylus internus jahrelang vor der Luxatio anterior stattgefunden hatte. Ist der Abbruch des Epicondylus gleichzeitig mit der Luxatio anterior entstanden, so fühlt man hier eine rauhe Bruchfläche mit Druckempfindlichkeit. Trochlea und Rotula können bei gebeugtem Arm von unten umfaßt werden, d. h. auch ihre Vorderfläche kann abgetastet werden, was bei der Luxatio cubiti anterior incompleta nicht der Fall ist. Vorne fühlt man auf der Innenseite oberhalb der Trochlea stark nach vorne vorspringend das obere Ende der Ulna und zwar von oben nach unten, nach vorne gerichtet: die Spitze des Olekranons, die Fossa sigmoidea major, den Processus coronoides. Sie sind bedeckt vom Musculus brachialis internus. Nach außen in normaler Beziehung zur Ulna, in der Fossa coronoidea humeri, fühlt man das normale Radiusköpfchen. Auf der Innenseite fühlt man neben dem Processus coronoides ulnae ein Knochenstück, das in unserem Falle kaum beweglich war, den abgebrochenen Epicondylus internus humeri (s. Abb. 4). Derselbe gab in unserem Falle vor der Luxatio anterior ein Hindernis für die maximale Flexion des Ellenbogens ab. In Fällen, bei denen die Fraktur des Epicondylus internus humeri gleichzeitig mit der Luxation nach vorne eintritt, wäre der Epicondylus an derselben Stelle oder etwas höher, aber beweglich fühlbar.

Betreffs Nebenläsionen bei der Luxatio cubiti anterior completa interna heben wir die Parästhesien im Endgebiet des Nervus ulnaris hervor, welche in unserem Falle vorhanden waren. Es konnte auch der nach vorne luxierte Nervus ulnaris gefühlt werden. Hoffa gibt in seinem Lehrbuch für die Luxatio humeri anterior completa im allgemeinen an, daß der Nervus ulnaris stark gezerrt sei und die entsprechenden Innervationsstörungen zu beobachten seien.

Luxatio cubiti anterior completa externa. 2b.

Das klinische Bild dieser Luxation deckt sich mit demjenigen der Luxatio cubitis anterior completa interna und wir wollen hier nur die unterschiedlichen Punkte hervorheben.

Inspektion: Über die Lage des Vorderarmes ist bei den zwei Fällen der Literatur nichts Bestimmtes angegeben. Es dürfte im allgemeinen bei diesen Luxationen anzunehmen sein, daß der Vorderarm in Flexionsstellung durch die gesunde Hand unterstützt gehalten wird, da die Extension schmerzhaft ist. Jedoch ist es selbstverständlich, daß derselbe auch eine gestreckte Lage einnehmen kann. Die Verhältnisse am Oberarm sind bei der Inspektion dieselben wie bei der Luxatio interna. In der Streckstellung ist ein wesentlicher Unterschied vorhanden, indem die Achse des Vorderarmes nicht nach innen, sondern nach außen abweicht und zwar sehr bedeutend, was ohne weiteres klar ist, da die seitliche Verschiebung der Vorderarmknochen nach außen eine viel stärkere ist als nach innen, was die Abb. 15 ohne weiteres klar macht. Der Vorderarm zeigt dabei eine leichte Adduktionsstellung, was gegenüber der starken Adduktionsstellung bei der Luxatio interna sehr charakteristisch ist. Siehe Abb. 14 und 15. Es ist der anteroposteriore Durchmesser des Ellenbogens gleich vermehrt, der quere Durchmesser dagegen ist stärker vermehrt als bei der Interna. Auch in der Flexionsstellung des Vorderarmes ist der starke Vorsprung des Radius auf der Außenvorderseite des Gelenkes auffällig.

Die aktiven Bewegungen verhalten sich gleich wie bei der Luxatio interna, ebenso die passiven Bewegungen, die Rotation dürfte hier im Sinne der Supination etwas vermehrt sein, da der Triceps bei dieser Bewegung entspannt wird und die Ulna deshalb etwas mitrotieren kann; das Radiusköpfchen, welches ganz nach außen vom Humerus steht, kann bei der Supination sich etwas auf die laterale Humeruskante drehen. Bei der Luxatio interna haben wir gesehen, daß im Gegenteil bei der Pronation der Triceps entspannt wird und deshalb die Ulna etwas einwärts mitrotieren kann, während bei der Supination das Radiusköpfchen an der Fossa coronoidea anstößt. Die seitliche Beweglichkeit in der Streckstellung ist hier nach innen besonders stark, im Gegensatz zur Luxatio interna.

Die Palpation ergibt für den Humerus denselben Befund, wie bei der Luxatio anterior interna. Das Radiusköpfchen ist vorne außen besonders gut fühlbar und daneben nach innen das genau nach vorne gerichtete obere Ulnaende: Olekranonspitze, Fossa sigmoidea major, Processus coronoides. Ganz besonders deutlich ist am inneren Umfang des Ellenbogens das untere

Humerusende zu fühlen, über das Verhalten des Epicondylus internus erhalten wir keine Auskunft bei den zwei beobachteten Fällen. Über das genaue Verhalten der Muskeln ist auch keine Angabe gemacht. Es ist wahrscheinlich, daß bei der Luxatio cubiti anterior externa ziemlich ausgedehnte Muskelzerreißungen stattfinden können, immerhin sind die Streck- und Beugemuskeln im wesentlichen intakt.

Bei dem Falle von Canton mußte die Ablatio brachii gemacht werden wegen entzündlicher Erscheinungen und drohender Gangrän. Leider sind trotzdem keine weiteren Angaben über Gefäß- und Muskelzerreißungen gemacht. Auch über Nervenläsionen bei der Luxatio cubiti anterior externa hören wir nichts.

Luxatio cubiti anterior externa rotatoria 2 d.

Von dieser Form der vorderen Verrenkung des Ellenbogens sind in der Literatur drei Fälle bekannt, der von Nélaton ist veraltet zur Beobachtung gekommen.

Inspektion: Der Vorderarm steht in leichter Beugung. Die Hand ist in extremer Pronationsstellung, das Dorsum manus sieht direkt nach vorne. Die Achse des Vorderarmes weicht etwas nach außen ab. In der Streckstellung zeigt der Vorderarm eine Adduktionsstellung. Diese letzteren Symptome sind in dem veralteten Falle Nélatons sehr stark gewesen, da hier das obere Ulnaende resp. die Fossa sigmoidea major die äußere Kante des Humerus umgriff. In dem Falle von Maisonneuve dagegen, wo die Fossa sigmoidea major die Trochlea von vorne umgriff, war die Abweichung der Achse des Vorderarmes nach innen nicht vorhanden und nur eine leichte Adduktionsstellung gegenüber der normalen Abduktion vorhanden. Es ist auch klar, daß nur in dem Falle von Maisonneuve und Velpean, wie bei den kompletten vorderen Luxationen ohne Rotation der Vorderarm verlängert war. In dem Falle Nélatons dagegen war der Vorderarm nicht verlängert. Es ist klar, daß die Vermehrung des anteroposterioren Durchmessers des Ellenbogens bei den Luxationes anteriores rotatoriae ebenso besteht, wie bei denen ohne Rotation der Vorderarmknochen, jedoch weniger bedeutend ist in den Fällen, wo das Olekranon die Trochlea umfaßt.

Funktion: Über die aktiven Bewegungen bei der Luxatio cubiti anterior completa rotatoria externa bekommen wir in allen drei beobachteten Fällen keine Auskunft. Passive Bewegungen: Der Vorderarm kann ziemlich leicht gebeugt und gestreckt werden, auch die Rotation ist frei, d. h. der Vorderarm kann aus der extremen Pronationsstellung, die er einnimmt, mit Leichtigkeit ganz supiniert werden, mit anderen Worten, man kann aus der Luxatio cubiti anterior completa rotatoria eine solche ohne Rotation machen, jedoch hebt Maisonneuve hervor, daß der Vorderarm stets wieder in die Pronationsstellung zurückgeht. Die abnormen seitlichen Bewegungen in der Streckstellung des Vorderarmes sind gar nicht oder kaum möglich, da das Olekranon den Knochen, d. h. die Trochlea von vorne umgreift.

Palpation: Für den Humerus gilt dasselbe wie für die vorderen Luxationen ohne Rotation der Vorderarmknochen, nämlich: daß man das untere Humerusende nach hinten unten in seinen normalen Formen abtasten kann.

Für die Palpation der Vorderarmknochen ergeben sich Unterschiede je nach der Lage derselben. In den typischeren Fällen von Velpeau und Maisonneuve fühlte man das Olekranon vorne, seine Rückfläche direkt nach vorne gerichtet. Selbstverständlich ist aber diese Palpation des oberen Ulnaendes lange nicht so charakteristisch, wie bei den vorderen Luxationen ohne Drehung, wo man die Spitze des Olekranons, die Gelenkgrube und den Processus coronoides fühlen kann; sie ist deshalb auch schwieriger, um so mehr als das, die Trochlea umfassende, Olekranon viel weniger vorne vorspringt. Sehr charakteristisch ist es nun aber, daß das Radiusköpfchen nach innen von der Ulna, wenn auch sonst in normalen Beziehungen zur Ulna fühlbar ist. Da die Rotation frei ist, so dürfte wohl die passive Supinationsbewegung die Palpation, namentlich des Radiusköpfchens, sehr erleichtern. Um so auffälliger erscheint es, daß in dem Falle Maisonneuves das Radiusköpfchen nicht gefühlt werden konnte. In dem veralteten Falle Nélatons fühlte man das Olekranon auf der Außen-Vorderseite des Humerus die Rückfläche nach vorne gerichtet, die Fossa sigmoidea major den Humerus außen umgreifend; nach innen davon das Radiusköpfchen. Ob die Konfiguration der Knochen noch eine normale war, vernehmen wir nicht, es ist dies 20 Jahre nach dem Vorfall kaum anzunehmen.

Über das Verhalten der Muskeln erhalten wir nur teilweise Auskunft. Von der größten Wichtigkeit ist die genaue Angabe Maisonneuves über den erhaltenen aber mit luxierten Triceps, der um die äußere Humeruskante herum sich nach vorne schlägt. Daß im übrigen doch ausgedehnte Weichteilzerreißungen bei der Luxatio cubiti anterior completa rotatoria vorkommen, geht aus der Angabe Maisonneuves hervor, daß bei seinem Fall eine teilweise Gangrän der Haut und der Weichteile eintrat.

3. Luxatio cubiti anterior mit Fraktur des Olekranons.

Von dieser Verletzung haben wir in der Literatur 6 Fälle gefunden und können einen 7. hinzufügen.

Inspektion: Vor allem ist zu bemerken, daß in diesen Fällen schon ganz früh eine Suffusion sichtbar ist und zwar auf der Rückseite des Ellenbogens und daß eine Schwellung rasch auftritt und bedeutend ist. Der Vorderarm steht in leichter Flexionsstellung, in unserem Falle in einem Winkel von 120°. Der Vorderarm ist supiniert. Im Gegensatz zur Luxatio cubiti anterior ohne Fraktur des Olekranons, ist der Oberarm in seiner Länge unverändert, dagegen ist die Konfiguration des Ellenbogens hinten, resp. in Beugung unten, nicht normal. Auch hier ist, wie bei der Luxation ohne Fraktur, der Vorderarm nach oben und vorne am Oberarm disloziert und es bildet sich deshalb auf der dorsalen Seite des oberen Vorderarmendes eine Einsenkung, diese ist jedoch nicht so scharf und nicht so deutlich, wie bei der Luxation ohne Fraktur des Olekranons, da stets stärkere Schwellung besteht. Der untere Umfang des gebeugten Ellenbogens zeigt eine ziemlich spitze oder unregelmäßige Form im Gegensatz zu der charakteristischen Rundung, welche, bei der Luxatio anterior ohne Fraktur des Olekranos, die nach unten frei vorstehenden Trochlea und Rotula bilden. Hier wird die spitze Vorragung nach unten gebildet durch das an seiner Stelle gebliebene und durch den Triceps in Streckstellung gehaltene, abgebrochene Olekranon. Siehe den Röntgen unseres Falles Abb. 7. Neben demselben sind seitlich beiderseits zwei tiefe Gruben vorhanden, über denen die Epikondylen des Humerus vorragen. In dem Falle Richets war das Olekranonfragment nicht in Streckstellung, sondern in Flexionsstellung, da der Musculus flexor carpi ulnaris und anconaeus quartus intakt waren. Es sei hier schon vorgreifend erwähnt, daß das spitze obere Fragment der Ulna resp. des Olekranons die stark gespannte Haut leicht durchschneidet und nach unten frei zutage tritt. In der Streckstellung ist der Arm bedeutend verkürzt, stärker als bei der Luxatio cubiti anterior completa ohne Fraktur des Olekranons, die Verkürzung kann bis 3 und 4 cm betragen (Richet). In gleicher Weise, wie bei der Luxatio anterior ohne Fraktur, ist auch hier der anteroposteriore Durchmesser des Gelenks vermehrt, der quere Durchmesser dagegen ist nicht vermehrt, sondern erscheint bei nicht zu starker Schwellung eher vermindert. Die Achse des Vorderarmes verläuft wie in der Norm.

Funktion: Aktive Bewegungen. Das Charakteristikum der Luxatio cubiti anterior mit Fraktur des Olekranons ist die Unmöglichkeit, den Vorderarm aktiv zu strecken. Die Beugung ist möglich, wird aber nur sehr wenig gemacht wegen der Schmerzhaftigkeit. In dem Falle Richets waren keine aktiven Bewegungen möglich. Die Pro- und Supination ist möglich, wird aber auch wegen der Schmerzhaftigkeit nur wenig aktiv ausgeführt.

Passive Bewegungen: Passiv ist die Beugung ganz frei, namentlich in den Fällen, die mit einer Hautwunde auf der Streckseite kompliziert sind. Auch die Streckung ist passiv vollständig möglich, sogar kann der Vorderarm etwas überstreckt werden. Die Rotation ist auch ganz frei, sogar mehr als normal, da die Ulna mitrotieren kann. Hingegen sind auch alle passiven Bewegungen, namentlich in den Extremen sehr schmerzhaft. In der Streckstellung des Vorderarmes ist eine exquisite seitliche Beweglichkeit vorhanden. Richet gibt an, daß bei den passiven Bewegungen eine Krepitation fühlbar war.

Palpation: Das Olekranon fühlt man an normaler Stelle und in normaler Beziehung zu den normalen Kondylen des Humerus. Dies ist wichtig, um eine Fraktur des unteren Humerusendes auszuschließen. Das Olekranon geht aber bei Beugung und Streckung des Vorderarmes nicht mit. Das Olekranon ist für sich beweglich, beweglicher als bei der Fractura olecrani ohne Luxatio antebrachii anterior. Nach unten, resp. vorne bei gebeugtem Vorderarm, fühlt man eine scharfe Knochenkante, die Bruchfläche des Olekranons. Unter resp. nach vorne von derselben kann man tief eindrücken, die Ulna, d. h. das untere Fragment derselben, läßt sich hier nicht fühlen. Nach vorne in der Ellenbeuge fühlt man einen harten, starken Vorsprung, welcher bei Beugung und Streckung des Vorderarmes mitgeht. Bei der Pro- und Supination erkennt man deutlich auf der Vorder-Außenseite das normale Radiusköpfchen, welches mitrotiert. Daneben fühlt man die Ulna ohne Olekranon jedoch, deren nach vorne gerichteten Processus coronoides; da das Lig. annulare intakt ist, steht sie in enger Beziehung zum Radius. Die bei der Luxatio anterior ohne Fraktur vorne fühlbare Spitze des Olekranons und Fossa sigmoidea major ulnae fehlen hier.

Über die anatomischen Läsionen bei der Luxatio cubiti anterior mit Fraktur des Olekranons gibt uns Richet, dessen Fall wegen gleichzeitiger

Beckenfraktur ad exitum kam, genaue Auskunft. Die Gelenkkapsel war fast ganz zirkulär zerrissen, das Lig. coll. ulnare ganz abgerissen, das radiale dagegen intakt, ebenso das Lig. annulare. Das Olekranon zeigte einen Schrägbruch, wie es schon nach der Ätiologie zu erwarten war, nämlich einen Biegungsschrägbruch von vorne oben nach hinten unten, der auch auf dem Röntgen unseres Falles zu sehen ist. (Abb. 7). Gefäße und Nerven waren intakt und nur wenig nach innen verschoben und abgehoben. Die runde Bicepssehne war stark gespannt und zeigte einen Bogen nach vorne über die luxierten Knochen. Die äußeren Muskeln, welche vom Condylus lateralis entspringen, waren oberflächlich intakt, in den tiefen Schichten zerrissen, der Musculus brachialis internus war oberflächlich gequetscht, in den tiefen Schichten zerrissen. Der Triceps zeigte seine normale Insertion am Olekranon. Das Olekranon wurde durch intakte Teile des Musculus flexor corpi ulnaris und anconaeus quartus in seiner Lage gehalten.

Schließlich ist noch zu erwähnen, daß in dem Falle Morel-Lavalle zugleich noch eine Fraktur des Processus coronoides ulnae vorhanden war.

Reposition der Luxatio cubiti anterior.

Im allgemeinen wird in den Lehrbüchern angegeben, daß die Reposition der vorderen Ellenbogenluxation leicht ist und da, wo etwas mehr gesagt ist, wird als Grund die ausgedehnte Kapsel- und Bänderzerreißung angeführt. Da wo die Luxatio incompleta von der completa getrennt wird, wird namentlich die Reposition der ersteren als leicht angegeben. Für die Reposition der kompletten Luxation wird meist das Verfahren von Monin angegeben, nach dem die Einrenkung auch ziemlich leicht sein soll aus dem oben angegebenen Grunde. Wenn wir die Literatur nachsehen, so finden wir bei den publizierten Fällen folgendes über die Reposition:

1. Luxatio cubiti anterior incompleta: Guyot hat die Reposition seines Falles gemacht durch Zug am oberen Ende des gebeugten Vorderarmes nach unten und dann Stoß in der Achse des Vorderarmes nach hinten. Die Reposition ging sehr leicht. Alle Bewegungen waren nachher frei, was auch als Beweis für die intakten Muskeln erwähnt werden soll. Zeller hat die Reposition bei gebeugtem Vorderarm gemacht durch Stoß am Humerus nach vorne und zugleich Stoß am Vorderarm nach unten und hinten. Die Reposition ging so sehr leicht. Nach 8 Tagen war Patient funktionsfähig. Date machte die Reposition in Narkose ohne weitere Angaben darüber zu machen. Marit hat ebenso leicht reponiert durch Druck auf den Oberarm nach vorn, auf den Vorderarm nach unten hinten, bei gebeugtem Ellenbogen. Nach 40 Tagen gute Wiederherstellung der Funktion. Roux hat in forcierter Beugestellung des Vorderarmes reponiert, unter Stoß des Vorderarmes in seiner Achse nach hinten, unter einem Knacken ging die Reposition leicht vor sich, Fixation für 14 Tage. Nach einem Monat vollständige Funktion, keine Nervenstörung.

2. Luxatio cubiti anterior completa.

a) Bei ausgedehnter Weichteilzerreißung (Triceps). Fontoynont gibt etwas über die Reposition an, nämlich daß dieselbe mit Narkose leicht gemacht werden konnte. James Prior gibt an, daß die Reposition sehr leicht gewesen sei. Monin endlich beschreibt seine Methode: Starke Beugung des Vorderarmes, in der Achselhöhle eine Schlinge zum Gegenzug, Zug am oberen Ende des stark flektierten Vorderarmes nach unten und hinten. Also Reposition um das untere Ende des Humerus herum.

b) Luxatio cubiti anterior externa completa. Hamilton gibt an, daß Chapet seinen Fall leicht reponieren konnte, leider ist die Methode nicht angegeben. Der Fall von Canton mußte wegen Infektion und Gangrän unreponiert amputiert werden.

c) Luxatio cubiti anterior interna completa. Unser Fall wurde in Narkose reponiert, indem in starker Flexion unter Gegenzug am unteren Humerusende, durch Zug am oberen Vorderarmende nach unten und innen zunächst das Olekranon auf die Innenseite der Trochlea gebracht wurde, also eine Luxatio cubiti interna incompleta gemacht wurde, dann wurde stets in Beugung, aber nur in leichter Beugung, unter weiterem Zug am oberen Vorderarmende nach unten und hinten und direkten Druck mit dem Daumen auf das Olekranon von innen nach außen, dasselbe an normale Stelle gebracht und damit die Luxation reponiert.

d) Luxatio cubiti anterior rotatoria (externa). Velpeau machte die Reposition bei gebeugtem Vorderarm, unter Gegenzug am Oberarm, durch Zug am oberen Ende des Vorderarmes nach unten, unter direktem Druck auf die Knochen des Vorderarmes, welche so nach und nach, um den Condylus externus humeri herum rotierend, reponiert wurden. Maisonneuve gibt an, daß die Reposition nur gelang, indem durch Zug am gebeugten Vorderarm nach außen die Luxation in eine Luxatio cubiti externa verwandelt wurde und diese als solche reponiert wurde. Im experimentellen Teil haben wir diese Reposition Maisonneuves schon geschildert.

3. Luxatio cubiti anterior mit Fraktur des Olekranons. Richet reponierte seinen Fall sehr leicht durch Extension am Vorderarm und Kontraextension am Oberarm, dann brüske Beugung und Stoß nach hinten. Er gibt an, daß sich die Luxation stets wieder einstellte, bis er den Arm im Gips fixierte. St. Germain gibt an, daß er seinen Fall ganz leicht reponieren konnte, daß auch die Luxation sich stets wieder einstellte und deshalb der Arm 4 Wochen fixiert werden mußte. Die Bewegungen des Ellenbogens waren nachher normal, doch war das Olekranon mit Pseudarthrose geheilt. In unserem Fall wurde die Reposition in Narkose gemacht wegen der starken Schmerzhaftigkeit, unter Gegenzug am Oberarm nach hinten und außen, und unter Zug am oberen Ende des rechtwinklig gebeugten Vorderarmes, kombiniert mit direktem Druck auf das Radiusköpfchen.

Aus diesem Überblick über die Literatur der Reposition der vorderen Ellenbogenverrenkung geht hervor, daß die genauen Angaben spärlich sind. Aus ihnen, sowie besonders aus dem experimentellen Teil und aus den Beobachtungen bei unseren zwei Fällen, können wir die folgenden Repositionsmethoden empfehlen:

1. Luxatio cubiti anterior incompleta:

Die Reposition ist leicht. Sie wird gemacht in Beugestellung des Ellenbogens, Zug am oberen Vorderarmende nach unten, unter Festhalten des

Oberarmes, dann Stoß am Vorderarm in seiner Achse nach hinten, unter Gegenstoß am unteren Oberarmende nach vorn.

2. Luxatio cubiti anterior completa mit Zerreißung des Musculus triceps.

Die Reposition ist ziemlich leicht, wegen der ausgedehnten Weichteilzerreißungen. Sie wird gemacht nach dem Vorgange von Monin: in starker Beugestellung des Ellenbogens, Zug am oberen Vorderarmende nach unten unter Gegenzug am Oberarm, dann Zug mehr nach hinten unter Stoß am Vorderarm in seiner Achse nach hinten und Gegenzug und -Stoß am Oberarm nach oben und vorne. Reposition unten um die Trochlea herum.

3. Luxatio cubiti anterior completa externa.

Die Reposition ist nicht leicht, sie muß um den Condylus externus humeri herum gemacht werden, da der Musculus triceps intakt ist und um die äußere Humeruskante sich herumschlägt. In Beugestellung, zur Entspannung des stark gespannten Triceps wird, unter Gegenzug am Oberarm, am oberen Vorderarmende nach außen und etwas nach unten gezogen bis die Vorderarmknochen wie bei der Luxatio cubiti externa stehen, d. h. das Olekranon neben der Rotula steht. Dann wird, immer bei flektiertem Ellenbogen, am oberen Vorderarmende nach unten und innen gezogen unter direktem Druck auf das Radiusköpfchen nach innen. Bei Abrißfraktur des Epicondylus internus humeri und starker Dislokation desselben ist er anzunähen oder zu exstirpieren.

4. Luxatio cubiti anterior completa interna.

Die Reposition ist nicht leicht, sie muß um den Condylus internus humeri herum gemacht werden, da der Musculus triceps intakt ist und sich um die innere Humeruskante herumschlägt. In Beugestellung des Ellenbogens, zur Entspannung des stark gespannten Triceps, wird unter Gegenzug am Oberarm, am oberen Vorderarmende nach innen und nach unten gezogen, bis das Olekranon innen neben der Trochlea, das Radiusköpfchen unten und vorne an derselben steht, also eine Luxatio cubiti interna incompleta besteht. Dann wird, immer bei gebeugtem Ellenbogen, unter Gegenzug am Oberarm, am oberen Vorderarmende nach unten und außen gezogen und unter direktem Druck auf das Olekranon nach außen, reponiert. Der abgebrochene und dislozierte Epicondylus internus humeri muß genäht oder exzidiert werden.

5. Luxatio cubiti anterior completa rotatoria externa.

Die Reposition ist nicht leicht. Sie muß nach dem Vorgange von Velpean und Maisonneuve um den Condylus externus humeri herum gemacht werden, da der Musculus triceps intakt ist und sich um die äußere Humeruskante herumschlägt. Bei flektiertem Ellenbogen wird, unter Gegenzug am Oberarm, ein Zug am oberen Ende des Vorderarmes nach außen gemacht und zugleich der stark pronierte Vorderarm in Supinationsstellung gebracht, bis so eine Luxatio cubiti externa hergestellt ist. Dann wird bei flektiertem Vorderarm und Gegenzug am Oberarm, ein Zug am oberen Ende des Vorderarmes nach unten und innen gemacht und unter gleichzeitigem Druck auf das Radiusköpfchen nach innen, reponiert. Bei abgebrochenem Epicondylus internus humeri ist derselbe zu nähen oder zu exzidieren.

6. Luxatio cubiti anterior mit Fraktur des Olekranons.

Die Reposition ist leicht, da der Triceps kein Repositionshindernis abgibt, weil das Olekranon abgebrochen ist. Die Reposition wird bei gebeugtem Ellenbogen gemacht durch Zug in der Achse des Vorderarmes, unter Gegenzug am Oberarm, dann Zug am oberen Ende des Vorderarmes nach unten, unter stärkerer Beugung des Vorderarmes. Ist so die Reposition gemacht, so ist hier viel mehr, als bei der Luxatio cubiti anterior ohne Fraktur, für die Fixation zu sorgen, da aus den publizierten Fällen hervorgeht, daß sich die Luxation sehr leicht wiederherstellt. In zweiter Linie ist eine gute Fixation auch deshalb notwendig, weil wir es mit einer Fraktur zu tun haben, deren Heilung von wesentlicher Bedeutung für die Wiederherstellung der Funktion ist. Ist nach der Reposition der Luxation die Fraktur gut koadaptiert, so genügt eine gute Fixation für 3—4 Wochen zur Heilung. Gerade die gute Koadaption ist aber, bei den so stark dislozierten Fragmenten, sehr schwer. Wie in unserem Falle ist bei der starken einwirkenden Gewalt wohl öfters eine Splitterfraktur vorhanden, deren exakte Reposition nicht möglich ist. St. Germain gibt an, daß in seinem Falle das Olekranon mit Pseudarthrose geheilt war, allerdings trotzdem mit guter Funktion. Es ist deshalb wohl besser, daß man die Fractura olecrani nach der Reposition der Luxation frisch näht, um so mehr, als das obere Fragment häufig die Haut auf der Rückseite perforiert, d. h. die Fraktur eine komplizierte ist. Die Naht des Olekranons hat 1. den Vorteil, zugleich die Fixation zu leisten, 2. daß bei genähter Fraktur die Bewegungen früher aufgenommen werden können, was für die Funktionswiederherstellung von Bedeutung ist.

Prognose der Luxatio cubiti anterior.

Im allgemeinen gesprochen ist die Prognose der vorderen Ellenbogenverrenkung eine gute, jedoch sind Unterschiede für die verschiedenen Formen derselben vorhanden.

Für die Luxatio cubiti anterior incompleta ist eine vollständige Wiederherstellung der Funktion in kurzer Zeit, wie bei anderen Luxationen, ohne bleibenden Nachteil zu erwarten, wie aus allen beobachteten Fällen hervorgeht.

Für die Luxatio cubiti anterior completa sind die Resultate nicht durchwegs so gute. Von den Fällen mit ausgedehnter Weichteilzerreißung erfahren wir über das definitive Resultat nichts. Es betreffen diese Fälle zwei kleine Kinder, bei denen wohl mit der Zeit eine vollständige Wiederherstellung möglich ist.

Von den Fällen mit Luxatio cubiti anterior completa externa erfahren wir von einem, daß er wegen drohender Gangrän und Infektion amputiert werden mußte, von dem zweiten ist nichts zu erhalten.

Unser Fall von Luxatio cubiti anterior completa interna hatte schon vor dem Unfall durch die, mit starker Dislokation, geheilte Fraktura epicondyli humeri eine Beugungsbehinderung. Nach der Heilung waren Beugung und Streckung nicht maximal möglich. Die Exstirpation des dislozierten Epicondylus internus, welche eine Funktionsverbesserung bringen konnte, wurde vom Patienten verweigert. In zweiter Linie war gleich nach dem Unfall eine Sensibilitätsstörung in einem Teil der Endausbreitung des Nervus ulnaris vorhanden. Auch deshalb wurde die Exstirpation des Epicondylus internus angeraten, da der Nerv neben, resp. über denselben verlaufend, fühlbar war. $^1/_2$ Jahr nach der Reposition war die Funktion des Ellenbogens sehr gut, Beugung und Streckung nicht bis zur Normalen. Dagegen hatten die Störungen im Ulnaris zugenommen, es waren auch motorische Störungen eingetreten. Im Bereich des Epicondylus internus war der Nerv fühlbar, stark empfindlich und schien verwachsen. Die Operation wurde auch jetzt verweigert. Auf die Läsion des Nervus ulnaris ist jedenfalls bei der Luxatio cubiti anterior mit Fraktur des Epicondylus internus humeri, speziell also bei der Luxatio cubiti anterior completa interna ganz besonders zu achten und ist die Annähung oder Entfernung des Epicondylus hier doppelt indiziert. Wir finden die Ulnarisläsion nur bei Hoffa erwähnt, ohne weitere Angabe über deren Verlauf.

Über den Fall von Maisonneuve von Luxatio cubiti anterior completa rotatoria externa erfahren wir nur, daß er gut geheilt ist, ohne genauere Angaben.

Für die Luxatio cubiti anterior mit Fraktur des Olekranons haben wir schon von der Schwierigkeit der tadellosen Heilung der Olekranonfraktur gesprochen, ferner davon, daß die Verletzung sehr häufig eine komplizierte ist. Trotzdem ist die Funktionswiederherstellung eine sehr befriedigende, sogar auch, wenn, wie in dem Falle St. Germains das Olekranon nur mit Pseudarthrose heilt.

Im Ganzen ist also bei der Luxatio cubiti anterior in relativ vielen Fällen eine ausgedehnte Weichteilzerreißung vorhanden, so daß es ratsam ist, stets die Gefäße und Nerven aufs Genaueste zu prüfen, um keine Läsion derselben zu übersehen. Da wo eine solche nicht vorhanden ist, kann man wenigstens in Fällen, die frisch zur Behandlung kommen auf ein gutes funktionelles Resultat zählen.

Am Schlusse dieser Studie über die Luxatio cubiti anterior angelangt, möchten wir noch eine Tabelle aller verschiedenen Luxationen am Ellenbogen geben, unter Einreihung der verschiedenen Formen der vorderen Luxationen:

I. Luxationen beider Vorderarmknochen.

1. Luxationes posteriores.
    a) posterior externa
    b) ,, interna
    c) ,, directa
2. Luxationes anteriores
    a) incompleta oder inferior.
    b) completa oder superior.
        A. mit Zerreißung des Triceps
        B. ohne Zerreißung des Triceps
            B 1. completa externa.
            B 2. completa interna
            B 3. completa externa rotatoria.
    c) mit Fraktur des Olekranons.

3. Luxationes laterales.
   a) externa
      A. externa incompleta
      B. externa completa.
         B 1. externa completa ohne Rotation
         B 2. externa completa rotatoria (Pronation)
   b) interna incompleta
4. Luxationes divergentes
   a) anterior-posterior: Radius nach vorn
      Ulna nach hinten.
   b) externa-posterior: Radius nach außen
      Ulna nach hinten.
   c) interna-posterior: Radius nach innen
      Ulna nach hinten
   d) externa-interna: Radius nach außen
      (mit Fraktur beider Ulna nach innen.
      Vorderarmknochen)

II. Luxationen eines Vorderarmknochens.

1. Luxationen der Ulna
   a) completa posterior
   b) incompleta posterior.
2. Luxationen des Radius.
   a) nach vorne
   b) nach hinten.
   c) nach außen.

Verlag von Julius Springer in Berlin W 9.

Demnächst erscheint:

Ärztliche Behelfstechnik

bearbeitet von

Th. Fürst-München, R. Hesse-Graz, H. Hübner-Elberfeld, O. Mayer-Wien, B. Mayrhofer-Innsbruck, K. Potpeschnigg-Graz, G. von Saar-Innsbruck, H. Spitzy-Wien, M. Stolz-Graz, R. von den Velden-Düsseldorf

herausgegeben von

Professor **Dr. Günther Freiherr von Saar**
Privatdozent für Chirurgie in Innsbruck

Mit 402 Textabbildungen

Preis gebunden etwa M. 24. —

Inhalt:

Prof. Priv.-Doz. Dr. Günther von Saar in Innsbruck, **Chirurgie.**
Univ.-Prof. Dr. Hans Spitzy in Wien, **Orthopädie.**
Prof. Dr. R. von den Velden in Düsseldorf, **Innere Medizin.**
Priv.-Doz. Dr. Karl Potpeschnigg in Graz, **Kinderheilkunde.**
Prof. Dr. Robert Hesse in Graz, **Augenheilkunde.**
Primararzt Dr. Otto Mayer in Wien, **Kehlkopf, Nase, Ohr, Rachen.**
Prof. Dr. B. Mayrhofer in Innsbruck, **Zahnheilkunde, Kiefernverletzung.**
Prof. Dr. Max Stolz in Graz, **Geburtshilfe, Gynäkologie.**
Prof. Dr. Hans Hübner in Elberfeld, **Haut- und Geschlechtskrankheiten.**
Priv.-Doz. Dr. Theobald Fürst in München, **Hygiene.**

Kriegs-Chirurgischer Röntgen-Atlas von Dr. N. Guleke, a. o. Professor der Chirurgie, und Dr. Hans Dietlen, Stabsarzt d. Res., Professor an der Universität Straßburg. Mit 70 photographischen Tafeln und 26 Abbildungen. 1917.
In Leinwandmappe Preis M. 66.—

Ungarische Beiträge zur Kriegsheilkunde. Erstes Jahrbuch des Kriegsspitals der Geldinstitute in Budapest. Unter Mitwirkung hervorragender Fachgelehrter redigiert durch Dr. Wilhelm Manninger, Dr. Karl M. John, Dr. Josef Parassin. Mit 382 Abbildungen, 11 schwarzen und 20 farbigen Beilagen. 1917.
Preis gebunden M. 28.—

Die physiologische Sehnenverpflanzung von Prof. Dr. K. Biesalski, Direktor und leitender Arzt und Dr. L. Mayer, wissenschaftlicher Assistent am Oscar-Helene-Heim für Heilung und Erziehung gebrechlicher Kinder in Berlin-Zehlendorf. Mit 270 zum großen Teil farbigen Abbildungen. 1916. Preis gebunden M. 36.—

Die willkürlich bewegbare künstliche Hand. Eine Anleitung für Chirurgen und Techniker von F. Sauerbruch, ordentl. Professor der Chirurgie, Direktor der Chirurgischen Universitäts-Klinik Zürich, s. Z. beratender Chirurg des XV. Armeekorps. Mit anatomischen Beiträgen von G. Ruge und W. Felix, Professoren am Anatomischen Universitätsinstitut Zürich, und unter Mitwirkung von A. Stadler, Oberarzt d. L., Chefarzt des Vereinslazaretts Singen. Mit 104 Textfiguren. 1916.
Preis M. 7.—; gebunden M. 8.40.

Chirurg und Zahnarzt. Herausgegeben von Dr. S. Soerensen, Spezialarzt für Chirurgie, und Prof. Dr. L. Warnekros, Zahnarzt. Erstes Heft. Mit 81 Textabbildungen, 5 photographischen Tafeln und 4 Bildnissen. 1917. Preis M. 3.60.

Gebundene Bücher zur Zeit mit 10% Aufschlag für Einbandmehrkosten.

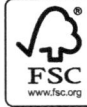

MIX
Papier aus verantwortungsvollen Quellen
Paper from responsible sources
FSC® C105338

If you have any concerns about our products,
you can contact us on
ProductSafety@springernature.com

In case Publisher is established outside the EU,
the EU authorized representative is:
**Springer Nature Customer Service Center GmbH
Europaplatz 3, 69115 Heidelberg, Germany**

Printed by Libri Plureos GmbH
in Hamburg, Germany